Gr

Graded activity

*Een gedragsmatige behandelmethode
voor paramedici*

Albère Köke

Paul van Wilgen

Arno Engers

Mario Geilen

Bohn Stafleu van Loghum
Houten 2007

Samensteller(s) en uitgever zijn zich volledig bewust van hun taak een betrouwbare uitgave te verzorgen. Niettemin kunnen zij geen aansprakelijkheid aanvaarden voor drukfouten en andere onjuistheden die eventueel in deze uitgave voorkomen.

ISBN 978 90 313 5094 0
NUR 890

Ontwerp omslag: TEFF, Hurwenen
Ontwerp binnenwerk: Studio Basso, Culemborg
Automatische opmaak: Pre Press, Zeist

Bohn Stafleu van Loghum
Het Spoor 2
Postbus 246
3990 GA Houten

www.bsl.nl

Voorwoord

Gedragsgeoriënteerde behandelingen van chronische pijn hebben de laatste decennia een grote vlucht genomen. Deze ontwikkeling is een gevolg van een onmiskenbare 'paradigmashift' in de geneeskunde. Pijn wordt niet meer beschouwd als een directe weerspiegeling van de mate van weefselschade, maar als een resultante van perifere nociceptieve én centrale neuronale processen. Pijn dwingt tot actie, en pijngedrag wordt in grote mate bepaald door de context waarin de pijn optreedt. Niet zozeer de pijn zelf als wel de mentale representatie van de pijn voorspelt pijngedrag. Naast biologische zijn sociale, cognitieve en emotionele factoren in een complexe interactie verantwoordelijk voor de transitie van een episode van acute pijn naar een chronisch pijnsyndroom.

Een van de pioniers die aan deze nieuwe inzichten een historische bijdrage heeft geleverd is de psycholoog Wilbert Fordyce. Iets meer dan dertig jaar geleden verscheen zijn boek *Behavioral methods for chronic pain and illness* (Fordyce 1976). Dit werk heeft onmiskenbaar grote invloed gehad op de pijnbehandeling. In zijn boek gaat Fordyce vooral in op de rol van omgevingsfactoren voor pijn en pijngedrag. Het was voor het eerst dat een pijnonderzoeker de focus verlegde van het individu met pijn naar de sociale omgeving. Ervan uitgaande dat pijn nooit direct te meten is, hechtte Fordyce veel belang aan het pijngedrag, dat hij beschouwde als de indicator bij uitstek voor pijn. Hij was sterk voorstander van de skinneriaanse 'operante' visie op wijzigingen in gedrag beschouwd als een functie van haar consequente factoren. Ontogenetisch heeft pijngedrag een signaalfunctie, die ervoor zorgt dat leden van de groep beschermende maatregelen treffen ten gunste van de overleving van de groep. De sociale omgeving kan op empathische (belonende) of afwijzende (bestraffende) wijze reageren op het individu met pijn. Sterker nog, pijngedrag kan het effect hebben dat straffende responsen van de sociale omgeving achterwege worden gelaten. Ten slotte kunnen anderen, bijvoorbeeld vanuit een overmatige bezorgdheid, de patiënt aanmoedigen het rustig aan te doen, en op die manier gezond gedrag bestraffen. Het resultaat van deze contingenties is dat pijngedrag in stand gehouden kan worden, ondanks genezing van de initiële weefselschade.

Fordyce beschreef niet alleen hoe sociale invloeden pijngedrag kunnen bestendigen, hij was een van de eersten die deze theorie ook vertaalde in klinische toepassing. Zijn operante behandeling bestond uit wat hij noemde 'contingency management', het onder controle brengen van disfunctionele contingentiepatronen. In de gecontroleerde setting van een revalidatiecentrum zorgde hij ervoor dat bekrachtigers die voorheen op pijngedrag volgden nu werden gekoppeld aan gezond gedrag. Deze vorm van differentiële bekrachtiging was natuurlijk alleen mogelijk door behandelaars en de directe familieleden van de betrokkene aan te moedigen om hun sociale aandacht als het ware 'op te sparen' voor de momenten waarop gezond gedrag aanwezig was. Soms was het nodig activiteiten die jarenlang werden vermeden geleidelijk weer aan te leren. Aan deze vorm van successieve approximatie werd de benaming 'graded activity' ontleend.

Op papier lijkt de graded-activitybehandeling een vrij koele en technische aangelegenheid. Het gedrag staat immers centraal, en de facto wordt nauwelijks rekening gehouden met de pijnervaring en gevoelens van de patiënt. De praktijk is anders. Tijdens mijn klinische stage aan de University of Washington te Seattle heb ik het voorrecht gehad om onder supervisie van Fordyce deze behandelingstechniek te leren en in de praktijk toe te passen. In de vele supervisieuren heb ik Bill Fordyce leren kennen als een bijzonder warm en hartelijk man, die wel degelijk een grote empathie uitstraalde naar zijn patiënten en hun familie. Zijn charisma werkte als een superbekrachtiger voor vele patiënten. Fordyce was ook een meesteragoog en beheerste het effectieve gebruik van metaforen. Hij leerde zijn patiënten het verschil tussen acute pijn die je ernstig neemt, en chronische pijn die je alleen maar passief maakt. Bij patiënten die overmatig bang waren om bewegingen en activiteiten uit te voeren had hij het over het verschil tussen 'hurt' en 'harm', om op die manier catastrofale interpretaties van pijn te wijzigen. Tegenwoordig doen we dit op meer systematische wijze met gedragsexperimenten en responspreventie, maar de kiem van deze nog jonge techniek lag in het werk van Fordyce. De man heeft een onnoemelijke invloed op mijn carrière gehad en ik ben hem daar nog steeds dankbaar voor.

Sinds het boek van Fordyce zijn er relatief weinig handboeken beschikbaar over graded activity en de operante benadering (Sanders 2002). Dit staat in schril contrast met de populariteit van deze behandeling in de Nederlandse gezondheidszorg. Graded activity wordt in de meeste revalidatie- en integratiecentra, van de eerste tot de derde lijn, breed toegepast. Het onderhavige boek is daarom een welkome aanwinst in de Nederlandstalige literatuur over pijn en pijnbehandeling. De grote verdienste van dit boek is dat het de lezer niet alleen praktische handvatten biedt voor de toepassing van graded activity, maar eveneens uitnodigt om opnieuw kennis te nemen van de theoretische achtergronden. Een verdieping in de robuuste theoretische basis, waartoe ik de lezer van harte uitnodig, draagt bij tot een succesvolle toepassing van graded activity.

Graded activity is de naam waarachter een rijke gedragstechnologie schuil gaat, gestoeld op de operante leertheorie. Graded activity geeft de contouren aan van een individueel op maat te snijden behandeling waarvan de inhoud wordt bepaald door de theorie. Dit boek draagt hiertoe bij, alsmede aan de verbetering van de kwaliteit van leven van een (te) grote groep mensen met chronische pijn. Ik wens u veel leesplezier.

Johan W.S. Vlaeyen
Hoogleraar Behavioral Medicine
Departement psychologie, Katholieke Universiteit Leuven en
Department Clinical Psychological Science, Universiteit Maastricht

Literatuur

Fordyce WE. Behavioral methods for chronic pain and illness. St. Louis, MO: Mosby, 1976.

Sanders S. Operant treatment. Back to basics. In: Turk DC, Gatchel RJ, editors. Psychological approaches to pain management. A practitioner's handbook. 2nd ed. New York: The Guilford Press, 2002.

Waarom een boek over graded activity?

Het idee om een boek over 'graded activity' te schrijven is ontstaan op een 'winterse' dag (24 °C) in september 2005 op het strand van Bondi-Beach, Sydney, Australië, tijdens het tweede World Congress of Pain van de International Association for the study of Pain (IASP). Wij (de auteurs) waren samen aanwezig op dit congres en al pratende over onze ervaringen met het begeleiden van cliënten met chronische pijn en onze betrokkenheid bij onderzoek en nascholingscursussen, ontstond het idee voor dit boek. Tijdens het opzetten van onderzoek of het geven van cursussen worden we namelijk regelmatig geconfronteerd met de vele ideeën en opvattingen die bestaan over graded activity. Enerzijds geven vele paramedici en artsen aan deze behandelvorm toe te passen; de uitvoering echter blijkt onderling vaak op cruciale punten af te wijken. Discussies over de waarde van deze aanpak worden daardoor vertroebeld. In de wetenschappelijke literatuur worden de effecten uitgebreid beschreven, maar wat een gedragsmatige behandeling is blijft vaak onderbelicht. Een eenduidige omschrijving van de inhoud en werkwijze van graded activity is noodzakelijk om deze aanpak in de toekomst nader te onderbouwen en verder te ontwikkelen. Voor ons een reden om ons te zetten aan een praktische beschrijving van het concept graded activity. Wij hebben dit boek geschreven voor hulpverleners en studenten die willen werken volgens gedragsmatige principes c.q. met graded activity. Doel van dit boek is dan ook om deze behandelvorm als geheel te beschrijven; hierbij behoren: de wijze van het probleem inventariseren, de uitleg aan de cliënt en de behandeling zelf, zodat een meer uniforme toepassing in de praktijk mogelijk wordt.
We zien graded activity daarbij niet als een soort haarlemmerolie, die overal goed voor is. Niet alleen een juiste indicatie is belangrijk, ook de praktische invulling vanuit een correct theoretisch kader is van belang.

Binnen de paramedische beroepen zoals fysio-, ergo- en oefentherapie is er een groeiende tendens om gedragsmatige principes toe te passen. Integratie van psychosociale factoren in de diagnostische fase en het toepassen van gedragsmatige principes bij het begeleiden van cliënten wordt geadviseerd vanuit de diverse beroepsverenigingen. Dit is in lijn met de ontwikkelingen van de afgelopen jaren waarbij de diagnostiek en behandeling van chronische aandoeningen meer en meer zijn ingericht vanuit een biopsychosociale visie. In dit boek beschrijven we graded activity dan ook vanuit een biopsychosociale visie op gezondheidsproblemen. Dit heeft niet alleen consequenties voor de inhoud, maar ook voor de rol en vaardigheden van hulpverleners zelf. Daarnaast is ook de rol van de cliënt veranderd. Begeleiding van chronische aandoeningen vraagt een actieve rol van de cliënt.

Graded activity wordt hier, vanuit de cognitief-gedragsmatige theorie, stapsgewijs beschreven. Het boek bestaat uit twee delen. In het eerste deel wordt de achterliggende theorie beschreven; een aantal begrippen en concepten met betrekking tot chronische pijn aan het bewegingsapparaat wordt beknopt uiteengezet. De eerste ontwikkelingen van graded activity vanuit een operante leertheorie, later aangevuld met elementen vanuit cognitieve theorieën worden toegelicht. Deel 1 sluit af met een algemene beschrijving van graded activity, indicaties en een kort overzicht van de wetenschappelijke onderbouwing.

Tussen deel 1 en deel 2 zijn twee casussen beschreven, die bij de praktische uitwerking van graded activity gebruikt worden.

In deel 2 wordt stap voor stap graded activity als behandelmethode besproken. Dit onderdeel bevat onder meer voorbeeldvragen die men kan stellen en voorbeelden van situaties die men in de praktijk tegen kan komen. Mogelijke oplossingen of werkwijzen worden daarbij toegelicht. De beide delen zijn afzonderlijk van elkaar te lezen. Als de achtergrondtheorieën van graded activity bekend zijn, is deel 2 wellicht het meest interessant. Voor de beginnende hulpverlener zal het raadzaam zijn om eerst de basisprincipes van de aanpak te bestuderen. De uitgewerkte praktijkvoorbeelden maken het geheel tot een praktisch boek.

Natuurlijk is het lezen van een boek onvoldoende om ineens deskundig te worden in een bepaalde aanpak. Specifieke nascholing is vereist. In het laatste hoofdstuk van het boek lichten we daarom enkele aspecten toe over benodigde vaardigheden en competenties.

Ten slotte: graded activity is een onderdeel van een bredere cognitief-gedragsmatige aanpak en wordt dan ook veelal toegepast binnen multidisciplinaire teams. Samenwerking en afstemming met andere hulpverleners die betrokken zijn bij de cliënt heeft de voorkeur. De 'vertaalslag' naar de eerste lijn is in volle gang. In het laatste hoofdstuk worden daarom ook nog enkele hindernissen besproken waarop men kan stuiten in de eerste lijn. De toepassing in de eerste lijn is naar de mening van de auteurs mogelijk, maar dan moet wel door alle partijen aandacht worden geschonken aan genoemde hindernissen.

Om aan uw leesgemak tegemoet te komen hebben wij ervoor gekozen steeds één vorm – de mannelijke – te gebruiken (tenzij het expliciet om een vrouw gaat). Hiermee wordt stilzwijgend ook altijd de vrouwelijke vorm bedoeld (tenzij het expliciet om een man gaat). Rest ons u veel leesplezier te wensen.

De auteurs

Inhoud

Theorie en achtergrond

Inleiding

'Graded activity' is een op cognitieve en gedragsmatige leertheorieën gebaseerde behandelvorm die de laatste jaren sterk ontwikkeld en geïntegreerd is binnen de gezondheidszorg. Graded activity wordt vooral toegepast bij de behandeling van – veelal chronische – pijn-klachten aan het bewegingsapparaat, maar kan ook bij chronische aandoeningen zoals artrose, COPD en bijvoorbeeld reuma worden toegepast. Het doel van deze behandeling is het activiteitenniveau van een cliënt te verbeteren, ondanks de aanwezigheid van pijn of klachten.

In het eerste deel van dit boek zullen we de achterliggende theorieën en de historische ontwikkeling van graded activity beschrijven. Het ontstaan van de behandelvorm is het gevolg van een aantal belangrijke veranderingen en ontwikkelingen in het denken over pijn in de gezondheidszorg gedurende de laatste decennia. In dit hoofdstuk beschrijven we deze veranderingen in het licht van graded activity. Achtereenvolgens wordt ingegaan op het begrip 'chronische pijn', de toename van de prevalentie van chronische pijn, de 'geschiedenis' van ons denken over pijn tot en met de huidige biopsychosociale visie. Hieruit moet duidelijk worden dat de dualistische medische visie plaatsgemaakt heeft voor een biopsychosociale, cliëntgerichte benadering, waarvan graded activity een voorbeeld is. Ook wordt in dit hoofdstuk aandacht besteed aan de diagnostiek van chronische pijn.

Chronische pijn

Het optreden van pijn is heel vaak een ongecompliceerd proces. Je stoot bijvoorbeeld je elleboog en voelt pijn. Maar soms is pijn complexer, vooral als pijn lang blijft bestaan. De complexiteit van pijn wordt weergegeven in de definitie van pijn van de International Association for the Study of Pain (IASP 1979):

Pijn is een onplezierige, sensorische emotionele ervaring, die geassocieerd wordt met werkelijke of potentiële weefselschade, of die beschreven wordt in termen van zulke schade.

Deze definitie benadrukt in de eerste plaats dat pijn niet onlosmakelijk verbonden hoeft te zijn met de aanwezigheid van weefselschade. Ten tweede benadrukt deze definitie de rol van emotionele aspecten van de pijnervaring. Pijn is in die zin niet objectief te meten maar is een persoonlijke, subjectieve beleving. Dezelfde pijnprikkel kan dus door de één met een andere intensiteit, betekenis en gevolgen worden waargenomen dan door een ander. Deze definitie geeft dus weer dat pijn méér is dan een sensorische ervaring die veroorzaakt wordt door weefselschade.
Globaal worden drie pijntypen onderscheiden:
– acute pijn;
– neuropathische pijn;
– chronische pijn.

Bij acute pijn, ook wel nociceptieve pijn, is de oorzaak een beschadiging ergens in het lichaam. Door de beschadiging komen neurotransmitters vrij die vrije zenuwuiteinden prikkelen (nociceptoren) waardoor een actiepotentiaal ontstaat. Via de A-delta- (snelle geleiding) en C-vezels (langzame geleiding) zal er prikkeling van de achterhoorn optreden, die vervolgens weer informatie doorstuurt naar diverse centra in onze hersenen. Dit is de pijn die we allemaal kennen. Het is een alarmsignaal waardoor we ons gedrag aanpassen. Als we bijvoorbeeld een arm stoten wrijven we over de pijnlijke plek en bewegen zo nodig minder, waardoor genezing sneller kan optreden.
Neuropathische pijn treedt op bij een verandering of beschadiging van het zenuwstelsel zelf. Dit kan zowel het perifere als het centrale zenuwstelsel zijn. Bekende voorbeelden van neuropathische pijn zijn fantoompijn, pijn als gevolg van schade aan perifere zenuwen bijvoorbeeld na een grote operatie of centrale pijn na een cerebrovasculair accident (CVA). Neuropathische pijn komt veel voor bij aandoeningen als diabetes mellitus en multiple sclerose.
Chronische pijn wordt door de IASP beschreven als pijn zonder onderliggende lichamelijke afwijking of beschadiging, of pijn die langer blijft bestaan dan op basis van de normale fysiologische hersteltijd verwacht zou worden. Diagnostiek en behandeling van chronische pijnklachten zijn over het algemeen complex.
Ondanks de definitie van chronische pijn worden cliënten met chronische pijn op zeer wisselende wijzen gediagnosticeerd. Bij lichamelijke klachten zonder weefselschade of andere lichamelijke afwijkin-

gen spreekt men ook wel van aspecifieke pijnklachten. De richtlijn van het Nederlands Huisartsen Genootschap (NHG) voor diagnostiek en behandeling van lagerugklachten (Faas et al. 1996) was in Nederland de eerste richtlijn waarin een duidelijk onderscheid werd gemaakt tussen 'medisch specifieke' en 'aspecifieke' aandoeningen. De term 'aspecifieke klachten' is verwarrend omdat de klachten zelf niet anders (minder specifiek of minder vaag) zijn dan bij mensen met klachten ten gevolge van een specifieke aandoening. Ook andere termen als 'vage klachten', 'lichamelijk onverklaarbare klachten', of 'medisch onverklaarde lichamelijke klachten' komen alle vanuit het medische model. De klachten zijn immers vanuit het medische model niet verklaarbaar en in die zin aspecifiek of onverklaarbaar. Ook in de psychologische diagnostiek voor chronische pijnklachten worden verschillende diagnoses gebruikt zoals een ongedifferentieerde somatoforme stoornis, een pijnstoornis of, heel soms, hypochondrie. Het wisselende gebruik van diagnoses wordt vooral bepaald door de beroepsgroep en de classificaties die deze beroepsgroepen gebruiken. Voor cliënten kan dit erg verwarrend zijn; zeker een diagnose als 'aspecifieke pijnklachten' geeft een cliënt weinig duidelijkheid.

In de huidige gezondheidzorg wordt algemeen erkend dat pijn een multidimensioneel verschijnsel is. Pijn wordt tegenwoordig verklaard vanuit een biopsychosociale visie. De biopsychosociale visie op pijn houdt rekening met zowel biomedische, psychologische als sociale factoren bij het verklaren van pijn (Gatchel & Turk 2002). Deze factoren zijn interactief met elkaar verbonden en dragen bij aan het pijnprobleem van een cliënt. Als uitgangspunt voor graded activity gebruiken wij in dit boek ook het biopsychosociale model. Door het gebruik van dit model kunnen de factoren benoemd worden die de klachten in stand houden, waardoor een aangrijpingspunt gevonden wordt voor behandeling. Tevens kunnen deze biopsychosociale factoren cliënten meer inzicht geven dan een eerder genoemde aspecifieke diagnose.

Prevalentie

Een niet te onderschatten deel van de bevolking heeft (chronische) pijnklachten aan het bewegingsapparaat. Door deze klachten zijn zij beperkt in het ondernemen van (dagelijkse) activiteiten, zoals langdurig zitten, een boek lezen, autorijden, huishoudelijke taken uitvoeren of een bevredigend sociaal leven leiden.

Ongeveer 75% van de Nederlandse bevolking geeft aan in het afgelopen jaar pijn te hebben ervaren in het bewegingsapparaat. Van deze groep geeft 45% aan langer dan drie maanden deze klachten te heb-

ben gehad. De prevalentie van chronische pijnklachten aan het bewegingsapparaat wordt dan ook geschat op 34% (Picavet & Hoeymans
2002), waarbij lagerugklachten en klachten aan arm, nek en schouder
(KANS) het meeste voorkomen.

Het hebben van chronische pijn is bovenal een groot persoonlijk probleem. Veel cliënten kunnen niet (volledig) participeren in hun huishouden of (betaald) werk. Daarnaast maken cliënten met chronische
pijn veel meer aanspraak op de gezondheidszorg. De directe kosten
voor medisch onderzoek en behandeling en met name de indirecte
kosten als gevolg van uitval van werk of ziekte-uitkeringen door
chronische pijn zijn zeer hoog (Van Tulder et al. 1995).

Pijntheorieën

Theorieën over pijn zijn door de eeuwen heen talrijk geweest, zeker als
we ook de Chinese en Indische theorieën in aanmerking nemen. In dit
boek zullen we ons beperken tot een aantal belangrijke ontwikkelingen uit de westerse geneeskunde. Hippocrates (ca. 460-377 v.C.)
wordt over het algemeen beschouwd als de grondlegger van de westerse geneeskunde. Uit die tijd bestaan veel geschriften over het fenomeen pijn. De oude Grieken geloofden dat hart en lever belangrijke
centra waren in het waarnemen van alle sensorische gewaarwordingen. Zij waren van mening dat pijn niet alleen ontstond uit een perifere sensatie maar ook het gevolg kon zijn van een emotionele reactie
van de ziel, die gesitueerd was in het hart. Vele eeuwen later beschrijft
Descartes (1664) het lichaam als een soort machine ('machine de
terre') die bewoond en bestuurd wordt door een rationele ziel ('âme
raisonnable'). Hij was ook de eerste die 'zenuwbanen' beschreef.
Descartes ontwierp een dualistisch beeld van geest en lichaam. Het
lichaam zag hij in essentie als een machine die zich gedraagt volgens
de wetten der natuur, de 'ratio' als de bestuurder ervan. De gevolgen
van het cartesiaanse model voor het denken over pijn waren, ten
eerste, dat verondersteld werd dat er bij pijn een één-op-éénrelatie
bestond tussen schade (nociceptie) en ernst van de pijn en ten tweede
dat lichaam en geest gescheiden waren. In de negentiende en twintigste eeuw kwam het cartesiaanse medische model tot grote bloei.
Vooral toen ether (1846) werd ontdekt als verdovingsmiddel waardoor
chirurgie gemakkelijker toepasbaar bleek leek de mens 'maakbaar' en
de mogelijkheden van de geneeskunde vele malen groter. Dit heeft
geleid tot verschillende 'pijnbehandelingen', van zenuwdoorsnijdin-
gen tot aan lobectomieën van de hersenen toe. In de behandeling van
pijn was ook de isolatie van morfine uit ruwe opium (1809) en later de
synthetisatie en commerciële productie van aspirine een belangrijke

mijlpaal. Het leek erop of pijn controleerbaar zou kunnen worden in de handen van de geneeskunde. Aan het einde van de twintigste eeuw werden echter de teleurstellende behandelresultaten van chirurgische pijnbehandelingen en pijnbestrijding van vooral chronische pijn steeds duidelijker. Tekenend is dat Nederland aan het einde van de twintigste eeuw bijna een miljoen arbeidsongeschikten kende van wie een groot deel chronische pijnklachten had.

Hoewel het cartesiaanse model heel veel voordelen biedt, vooral in de acute zorg, is er ook een aantal zaken dat niet door het model te verklaren is. Zo is het model niet in staat klinische fenomenen als fantoompijn (het gevoel van pijn in een geamputeerde ledemaat) te verklaren, het uitblijven van een pijnsensatie wanneer er sprake is van letsel (bijv. bij wonden die opgelopen zijn op het slagveld en pas worden waargenomen als de levensdreiging niet meer aanwezig is) en het voortduren van de pijn terwijl de tijd voor weefselherstel verstreken is (zoals bij chronische pijnklachten). Dat de relatie tussen lichame-lijke afwijkingen en pijn vaak onduidelijk is, wordt weergegeven door soms opzienbarende bevindingen. Zo werd door slechts 57% van de patiënten met aantoonbare forse artrose van de heup pijn ervaren en werd bij 76% van personen zonder rugklachten een hernia op een of meerdere niveaus gediagnosticeerd (Boos et al. 1995). De relatie tus-sen een verandering in de discus en de ervaren pijn blijkt maar beperkt aanwezig. Onder andere de onevenwichtige relatie tussen medische bevindingen en ervaren pijnklachten hebben geleid tot nieuwe in-zichten en denkmodellen.

In de loop van de twintigste eeuw zijn er grote veranderingen in het denken over pijn ontstaan. In 1965 presenteerden Melzack en Wall hun eerste versie van de 'gate control theory'. Volgens deze theorie bevindt zich in het ruggenmerg een soort poort waar bepaald wordt in welke mate pijnprikkels doorgestuurd worden naar de hersenen. De poort kan open of dicht door zowel perifere input (dikvezelige affe-renten) als centrale afdalende controlesystemen (zie fig. 1-1). Deze theorie was een keerpunt in het begrijpen van pijn. Het was een mijlpaal om twee redenen: ten eerste waren de beschreven mechanis-men over geleiding en modulatie van nociceptieve signalen inzicht-gevend en ten tweede werd pijn erkend als een psychofysiologisch fenomeen dat het gevolg is van een samenspel tussen fysiologische en psychologische gebeurtenissen.

Hoewel een aantal kritische kanttekeningen te plaatsen is bij de gate control theorie heeft het model een grote heuristische waarde. De gate control theorie heeft de deur geopend voor de aanzet tot een bredere kijk op pijn. Allerlei modellen om pijn te verklaren of te omschrijven

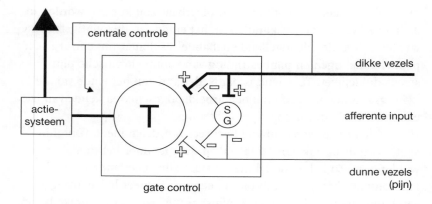

Figuur 1-1 De gate control theorie schematisch weergegeven. Via een ingewikkeld proces in de achterhoorn vindt modulatie van de pijnprikkel plaats.

zijn ontwikkeld. Een bekende omschrijving van pijn zijn de 'cirkels van Loeser' (fig. 1-2). Loeser (1980) beschrijft in dit model dat pijn bestaat uit vier domeinen: nociceptie, pijngewaarwording, pijnbeleving en pijngedrag.

− De nociceptie betreft het wel of niet aanwezig zijn van weefselschade.
− De pijngewaarwording betreft de pijnwaarneming in de hersenen die zowel centraal als perifeer gemoduleerd kan zijn.
− De pijnbeleving betreft gedachten en gevoelens in relatie tot de pijnervaring.
− Het gedrag dat de manier van omgaan met de klachten betreft.

De mate waarin deze domeinen een rol spelen verschilt per klacht en/of per cliënt. Het belang van dit soort modellen is dat het weergeeft dat pijn meer is dan weefselschade.
De gate control theory heeft ook de interesse voor pijn bij gedragswetenschappers en psychologen gewekt, eerst vanuit de operante conditioneringsprincipes en later ook vanuit de cognitieve leertheorieën. Vooral deze twee ontwikkelingen hebben aan de basis gestaan van de huidige gedragsgeoriënteerde behandelvormen, waarvan graded activity er één is. Deze ontwikkelingen worden in hoofdstuk 2 van dit boek nog nader besproken.
Een van de belangrijkste ontdekkingen op het gebied van pijn van de laatste tien jaar is de ontdekking van de 'plasticiteit van het zenuwstelsel' van het zenuwstelsel (Woolf & Salter 2000; Dubner 2000).
Deze plasticiteit stelt het zenuwstelsel in staat om gevoeligheid aan te

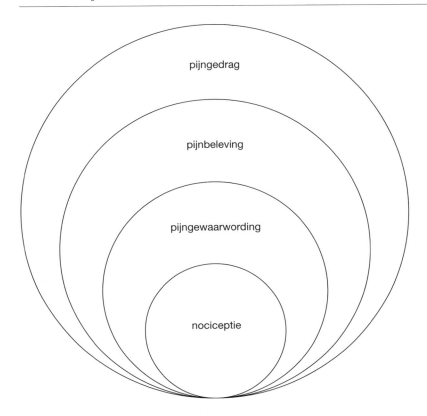

pijngedrag

pijnbeleving

pijngewaarwording

nociceptie

Figuur 1-2 *Cirkels van Loeser.*

passen bij weefsel- of zenuwbeschadiging. Bij pijn staat deze plasticiteit bekend onder de termen perifere en centrale sensitisatie. 'Perifere sensitisatie' (ook wel primaire hyperalgesie) treedt eigenlijk altijd op in geval van weefselbeschadiging en kan als fysiologisch beschouwd worden. Bij een beschadiging ergens in het lichaam ontstaat pijn doordat nociceptoren signalen afgeven naar de dorsale hoorn van het ruggenmerg, waarna een pijngewaarwording kan optreden. Tevens komen er bij de beschadiging neurotransmitters vrij (o.a. serotonine, bradykinine, histamine en prostaglandinen) die deze nociceptoren prikkelen om nog responsiever te worden dan normaal. Pijn wordt dan versterkt gevoeld in het aangedane gebied. Dit fenomeen wordt 'primaire hyperalgesie' genoemd en heeft als doel een beschermingsreactie van ons lichaam op te roepen die tijdelijk de belasting van het aangedane weefsel laag houdt. Deze beschermingsreactie maakt dat het aangedane lichaamsdeel wordt ontzien, hetgeen verdere beschadiging van het weefsel voorkomt en het fysiologische herstelproces faciliteert. Deze pijn verdwijnt normaal gesproken als de beschadiging is hersteld.

'Centrale sensitisatie' wordt gedefinieerd als een verhoging van de responsiviteit van de centrale pijnsignalerende neuronen op input van nociceptoren en laagdrempelige mechanoreceptoren. Deze centrale neuronen worden gesensitiseerd als gevolg van een repetitieve of persisterende prikkeling door nociceptoren. Bepaalde neurotransmitters (bijv. glutamaat en substance P) induceren tijdelijke veranderingen in de celmembraan van deze centrale neuronen, zodat deze gemakkelijker prikkelbaar worden. Door deze verhoogde prikkelbaarheid van centrale neuronen, ook wel 'secundaire hyperalgesie' genoemd, worden pijnsignalen verder versterkt. Voorts treedt een uitbreiding op van de receptieve velden (de pijn wordt nu ook rondom de verwonding gevoeld) en kunnen stimuli vanuit het getroffen lichaamsdeel die normaal niet pijnlijk zijn nu wel als pijnlijk worden ervaren (allodynie).

Deze algemene toestand van verhoogde reactiviteit van het centrale zenuwstelsel inhibeert op zijn beurt het normaal functioneren van zowel het autonoom, endocrien als het immuunsysteem.

Centrale sensitisatie in deze fase is, net als perifere sensitisatie, een fysiologisch fenomeen. Als de sensitisatie echter langdurig blijft bestaan, om welke reden dan ook, zal het zenuwstelsel zich hieraan aanpassen, wat inhoudt dat nieuwe verbindingen tussen neuronen zullen worden gevormd, terwijl andere teloorgaan. Met een dergelijke verandering (modificatie) van het centrale neurale netwerk is een meer definitieve vorm van sensitisatie ontstaan. De pijn zal dan kunnen blijven bestaan, zelfs al is de onderliggende weefselbeschadiging al lang weer hersteld (fig. 1-3).

Sensitisatie lijkt het verklaringsmodel te zijn voor het blijven bestaan van pijn onder invloed van somatische, psychologische en sociale factoren. Vanuit onderzoek met functionele-MRI- (fMRI-) en PET-scans van het brein bij cliënten met chronische pijn blijken meerdere gebieden actief te zijn en een ander patroon weer te geven dan bij cliënten met acute pijn. Zowel het gebied waar pijn normaal gesproken wordt verwerkt, de sensomotorische schors, als het frontale deel, waar de cognitieve interpretatie plaatsvindt, en het limbische systeem, met name het ventrale deel van de anterieure cingulaire cortex, de insula en het cerebellum, zijn overmatig geactiveerd bij mensen met (chronische) pijn (Coghill et al. 1999). Ook heeft onderzoek het belang van aandacht en geheugen in de pijnervaring benadrukt. Zo lijkt het dat pijnlijke herinneringen op zichzelf kunnen fungeren als pijnlijke

stimulus en kunnen leiden tot het ervaren van pijn in de afwezigheid
van een nieuwe pijnprikkel (Albanese 2007).

Al deze ontwikkelingen samen laten zien dat pijn geen eenvoudig te
verklaren fenomeen is. Meerdere factoren dragen bij aan de trans-
missie en verwerking van het signaal 'pijn'. De oorspronkelijke gate
control theory heeft dan ook vele aanpassingen ondergaan. Momenteel spreekt men van de neuromatrixtheorie (Melzack 1999). Deze
theorie geeft aan dat pijn wordt 'geproduceerd' door ons brein, waarbij meerdere delen van de hersenen betrokken zijn. Pijn kan zowel met
als zonder perifere input ontstaan binnen de pijn neuromatrix (Moseley 2003).

Biopsychosociaal model

De erkenning dat inzicht in (pijn)gedrag, cognities en emoties cruciaal
zijn om een pijnprobleem te begrijpen heeft gezorgd voor een verschuiving van het biomedische ziektemodel naar een biopsychosociaal
model. Chris Main (Main & Spanwick 2000) stelde dat het 'accepteren
van de complexe aard van pijn en het gebruik maken van nieuwere
theoretische pijnmodellen niet alleen van wetenschappelijk belang is,
maar dat het ook voor grote veranderingen in de klinische praktijk zal
zorgen'. Biomedisch opgeleide hulpverleners zullen zich meer dienen
te verdiepen in de psychologische mechanismen en psychologen die
werken met chronische pijn zullen meer inzicht dienen te krijgen in
medisch-somatische mechanismen. Het werken met een biopsychosociaal model betekent dus enige verschuiving van de grensvlakken
van beroepen, maar maakt bovenal het multidisciplinair samenwerken
voor een goede pijndiagnostiek en behandeling noodzakelijk.

Het biopsychosociale model werd in 1960 beschreven door Engel. De
klinische toepassing van dit model kan als een uitbreiding van het
medische model worden gezien (Engel 1980). Het biopsychosociale
model wordt ook wel een holistisch of integraal model genoemd.
Binnen het biopsychosociale model is er geen sprake van een hiërar-
chie zoals in het biomedische model waarin psychosociale factoren
pas van belang zijn als medisch-somatische factoren zijn uitgesloten.
Ook worden in het biopsychosociale model veelal geen harde causale
relaties tussen bijvoorbeeld pijn en schade, pijn en emotie of pijn en
specifieke gedachten verondersteld. Het betreft altijd een meerdi-
mensionale verklaring die voor elke cliënt en elke klacht anders ligt. In
het biopsychosociale model wordt soms gesproken van oorzakelijke
factoren – denk bijvoorbeeld aan een trauma of genetische predispo-
sitie – maar de focus is vooral gericht op instandhoudende factoren.
Wat betekent het toepassen van het biopsychosociale model bij pijn?

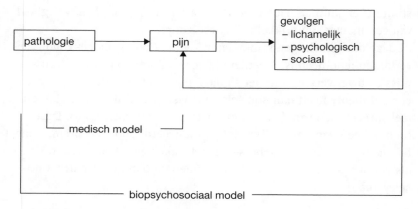

Figuur 1-3 *Het biopsychosociale model, als uitbreiding van het medische model.*

Bij pijn zal natuurlijk altijd bekeken worden of er sprake is van weef-selschade of een specifieke aandoening. Maar afgezien van de vraag of er wel of geen weefselschade is, wordt pijn in zijn geheel benaderd, dus ook hoe iemand omgaat met zijn pijn, welke kennis iemand heeft over zijn pijn en de emotionele gevolgen die de pijn heeft.
De toepassing van het model is over het algemeen anders bij acute pijn dan bij chronische pijn. Maar ook acute pijn wordt sterk beïnvloed door psychosociale factoren; denk maar aan de voetballer die pas ná een spannende wedstrijd merkt dat hij zijn kuitbeen heeft gebroken, of de jonge profvoetballer die hysterisch pijngedrag vertoont nadat hij voor de derde keer zijn voorste kruisband heeft gescheurd en weet dat zijn voetbalcarrière voorbij is. Het biopsychosociale model kijkt dus uitgebreider naar het probleem en stelt de cliënt centraal.

Diagnoses krijgen een andere dimensie in het biopsychosociale model vergeleken bij een biomedisch model bijvoorbeeld bij lagerugklachten:
– Biomedische diagnose: lagerugklachten, aspecifiek.
– Biopsychosociale diagnose: lagerugklachten zonder soma-tisch substraat, veel inactiviteit, neerslachtig en angst voor bewegen, ziektewet, cliënt denkt zelf weer aan een hernia, wel gemotiveerd voor activerende behandeling.

Diagnostiek pijnklachten van het bewegingsapparaat

Bij de diagnostiek van chronische pijn is het van belang te kijken welke factoren maken dat een klacht niet verdwijnt. Bij de inventarisatie van instandhoudende factoren kunnen verschillende classificatiesystemen gehanteerd worden, zoals de ICF (International Classification of Functioning, Disability and Health) en de DSM-codering (Diagnostic and statistical manual of mental disorders). Volgens de ICF is het (pijn)probleem te beschrijven op het niveau van stoornis/functie (bijv. pijn of conditieverlies), op activiteitenniveau (bijv. beperkte loopafstand), op het niveau van participatie (bijv. het uitoefenen van een betaalde baan) en op dat van persoonsgebonden en externe factoren. De DSM-codering is een wereldwijd gebruikte classificatie, met name in de psychologie en psychiatrie. Naast het beschrijven van (stemmings)stoornissen wordt op vier 'assen' overige problematiek beschreven: persoonlijkheidsstoornissen, somatische aandoeningen (medicatie, ziekten), psychosociale stressoren en omgevingsfactoren (privé of werkgerelateerd) en de algehele beoordeling van het functioneren. In de diagnostische fase is het van belang te beoordelen welke factoren, in welke mate bijdragen aan het in stand houden van het probleem. Vaak zijn de instandhoudende factoren gevolgen van het hebben van pijn. In dit boek zullen we deze factoren dan ook in het kader van het gevolgenmodel (Speckens et al. 1999) beschrijven. Om de gevolgen in kaart te brengen kiezen we in dit boek, om puur pragmatische redenen, voor het SCEGS-model: als ezelsbruggetje bij het verzamelen van biopsychosociale gegevens worden de letters SCEGS gehanteerd. De S staat voor somatische aspecten; de C voor aan pijn en behandeling gerelateerde cognities; de E voor (klachtrelevante) emoties; de G voor pijngedrag, het niveau van activiteiten, en de S voor sociale aspecten zoals reacties van anderen (privé-, zorg- en werkomgeving) op de klachten. Het voordeel van het gevolgenmodel is dat het voor zowel cliënt als hulpverlener inzichtelijk maakt dat de huidige klachten niet (alleen) het gevolg zijn van één (lichamelijke) oorzaak uit het verleden, maar dat er verschillende instandhoudende factoren kunnen zijn. Op basis van het gevolgenmodel kan een verklaringshypothese, een soort diagnose, worden opgesteld over de instandhoudende factoren van de pijn. Werken met het gevolgenmodel vraagt andere kennis en vaardigheden van hulpverleners. Het is noodzakelijk om de cliënt vooraf in te lichten over deze benadering. Vooral het feit dat gedragsmatige of psychologische mechanismen de klacht in stand kunnen houden, is voor sommige cliënten moeilijk te begrijpen. Het her- en erkennen hiervan door de cliënt is wel essen-

tieel alvorens een behandeling kan beginnen. Zeker als er geen me-
disch-technische oplossingen zijn voor de pijnklachten.

Maar wanneer zijn gevolgen instandhoudende factoren? Bij het beoordelen ervan zal de hulpverlener kennis moeten hebben van het
natuurlijke beloop van klachten of van cognities en gedrag dat past bij
de klachten op dat moment. Ook moet de hulpverlener kunnen inschatten of bepaalde aspecten beïnvloedbaar zijn door de behandeling, in dit geval graded activity.

In de fysiotherapierichtlijn Lage rugpijn van het Koninklijk Nederlands Genootschap Fysiotherapie (KNGF) wordt in de diagnostische
fase onderscheid gemaakt tussen een normaal en een afwijkend beloop van klachten. Deze indeling stelt de duur van klachten, de mate
van de beperkingen en de mate van lage rugpijn centraal. Bij het
normale beloop nemen in de tijd de activiteiten toe (tot het niveau van
voor de klachtenepisode) en neemt de lage rugpijn af (Bekkering et al.
2003). Dit houdt niet in dat de lage rugpijn altijd geheel verdwijnt,
maar dat de pijn het uitvoeren van activiteiten en participatie niet
(meer) in de weg staat. Het normale beloop is het te verwachten beloop bij lage rugpijn. Bijvoorbeeld: bij lage rugpijn is het normale
beloop dat bij 80% van de mensen met acute klachten na zes weken
het activiteitenniveau weer is genormaliseerd. Dit geldt niet alleen
voor lagerugklachten maar veel pijnklachten kunnen onderhevig zijn
aan een afwijkend beloop.

Er is sprake van een afwijkend beloop als de beperkingen en de
participatieproblemen in de tijd niet afnemen, maar gelijk blijven of
zelfs toenemen. Bij de meeste cliënten gaat dit gepaard met toenemende klachten. Wanneer er binnen drie weken na het ontstaan van
de klachten geen toename is van activiteiten en participatie, spreekt
men al van een afwijkend beloop. Wanneer er sprake is van een afwijkend beloop wordt gekeken naar instandhoudende factoren. Voor
de herkenning van deze instandhoudende factoren kan men gebruik
maken van de indeling in gekleurde vlaggen. In 1997 beschreven
Kendall, Linton en Main een indeling met gekleurde vlaggen voor het
ordenen van psychosociale problematiek bij lage rugpijn. In de loop
der jaren zijn er meer gekleurde vlaggen aan toegevoegd:
- rode vlaggen: indicaties voor somatische problematiek;
- gele vlaggen: indicaties voor psychosociale problematiek;
- blauwe vlaggen: indicaties voor arbeidsgerelateerde problematiek;
- zwarte vlaggen: indicaties voor maatschappelijke factoren;
- oranje vlaggen: indicaties voor mogelijke psychologische/psychi-
atrische problematiek.

Een dergelijke benaderingswijze is later ook gevolgd voor de diagnostiek van onder andere klachten aan arm, nek en schouder (KANS), aan whiplash gerelateerde klachten (WAD) en schouderklachten.

RODE VLAGGEN: SOMATISCHE ASPECTEN
Rode vlaggen zijn tekenen in de anamnese en lichamelijk onderzoek die zouden kunnen duiden op specifieke medische pathologie. Bij rugklachten zijn dit bijvoorbeeld uitstraling onder de knie (die zou kunnen wijzen op een HNP) of nachtelijke pijn (die zou kunnen wijzen op de ziekte van Bechterew), begin van de rugklachten voor het twintigste levensjaar of na het vijftigste levensjaar, gewichtsverlies, neurologisch uitval of een trauma of maligniteit in de voorgeschiedenis. De richtlijn voor huisartsen (NHG) en die voor fysiotherapeuten (KNGF) adviseert (net als vele andere nationale en internationale richtlijnen voor lagerugklachten) om bij afwezigheid van rode vlaggen te spreken van chronische pijn of 'aspecifieke lagerugklachten'. Bij specifieke klachten is graded activity niet de primaire behandelmethode.

GELE VLAGGEN: PSYCHOSOCIALE ASPECTEN
Psychosociale factoren worden aangeduid met gele vlaggen. Voor het ontstaan van lagerugklachten worden de volgende psychosociale risicofactoren genoemd: stress, angst, stemming/emoties, cognitief functioneren en pijngedrag (Linton 2000, Pincus 2002). Gele vlaggen zijn vaak beïnvloedbare instandhoudende factoren. Voorbeelden van deze factoren waar een hulpverlener op zou moeten letten bij een afwijkend verloop zijn:

Stress
Stress is discrepantie tussen wat de cliënt kan en wat de omgeving van hem eist. Soms is een betere formulering: een discrepantie tussen wat iemand van zichzelf eist en wat hij denkt dat de omgeving van hem eist. Verder is specifiek voor stress een veeleisende omgeving, bijvoorbeeld in de vorm van een drukke baan, opgroeiende kinderen, hulpbehoevende ouders, of een combinatie hiervan.

Angst
Angst is een belangrijke instandhoudende factor voor pijnklachten. Bij chronische pijn komen bewegingsangst, angst voor pijn en angst voor een ernstige ziekte veel voor. Bij bewegingsangst speelt anticipatie een belangrijke rol; men denkt reeds vóórdat een activiteit is uitgevoerd dat deze pijn en/of extra weefselschade kan opleveren. Uitspraken van cliënten die hierbij passen zijn: 'als ik die boodschappentas moet tillen

gaat mijn wervel nog meer verschuiven en krijg ik weer die vreselijke pijnscheuten.' Bij angst voor pijn en angst voor een ziekte speelt met name overmatige aandacht voor het lichaam en voor lichaamssensaties een belangrijke rol. Verder gaat angst vaak gepaard met vegetatieve ontregeling zoals hypertonie, wat ook weer een instandhoudende factor kan zijn. Andere voorbeelden van angst die bij chronische pijn een instandhoudende rol kunnen spelen zijn sociale angst en gegeneraliseerde angst.

Stemming/emoties

Stemmingsstoornissen zijn vooral de angstklachten en depressieve klachten die veel voorkomen bij chronische pijn. Verder zijn belangrijk de emoties die optreden als gevolg van de pijn; denk aan boosheid, frustratie, verdriet, onzekerheid of emoties die optreden als gevolg van onduidelijkheid over de oorzaak van de pijn. Daarnaast zijn emoties als zich nutteloos voelen, het gevoel hebben door anderen niet te worden geloofd c.q. niet serieus te worden genomen belangrijke instandhoudende factoren.

Cognitief functioneren

Gedachten over oorzaak en gevolg zijn sterk sturend voor wat een cliënt doet. De gedachte dat pijn/bewegen schadelijk is, gedachten dat er een somatische oorzaak is voor de klachten (zenuw is bekneld geraakt, een verkeerde beweging kan leiden tot ernstige problemen); catastroferende gedachten (het is hopeloos, mijn rug is totaal versleten, ik heb vast kanker), verkeerd interpreteren van lichaamssignalen (ik voel het schuren als ik beweeg, pijn = schade); irreële verwachtingen (u gaat toch een foto maken, zonder foto geen goed onderzoek), kunnen alle instandhoudende factoren zijn.

Pijngedrag

Pijngedrag komt veelvuldig aan bod in dit boek. Alle verbale en non-verbale gedragingen waaruit een ander kan afleiden dat iemand pijn heeft, zijn vormen van pijngedrag. Een veel voorkomende vorm van pijngedrag is het vermijden van activiteiten of meer dan gebruikelijk rusten. Het vermijden van activiteiten gedurende een korte periode, bijvoorbeeld om een verzwikte enkel te ontlasten, is zinvol voor herstel. Maar langdurig blijven vermijden kan een instandhoudende factor worden. Het pijngedrag wordt dan disfunctioneel. Behalve het vermijden van activiteiten kan ook het gebruik van 'veel' hulpmiddelen (krukken, nekkraag) of medicatie een vorm zijn van disfunctioneel pijngedrag.

BLAUWE VLAGGEN: ARBEIDSGERELATEERDE ASPECTEN
Dit kunnen cliëntspecifieke factoren zijn, zoals veelvuldig ziekteverzuim, passieve houding ten aanzien van terugkeer naar werk of een arbeidsconflict. Ook kunnen het werkgerelateerde factoren zijn zoals fysiek zwaar werk, conflicten, veranderde status op het werk, onregelmatig werkschema, geen controle ten aanzien van arbeid en rust, geen medewerking bij re-integratie, geen steun van leidinggevende of geen financiële stimulans om terug te keren in het werk. Blauwe vlaggen zijn factoren die in veel gevallen beïnvloedbaar zijn, maar niet altijd direct door de hulpverleners in de zorg. Samenwerking met bedrijfsarts en/of leidinggevende is noodzakelijk.

ZWARTE VLAGGEN: MAATSCHAPPELIJKE ASPECTEN
Dit zijn de meestal moeilijk te veranderen maatschappelijk situaties waarin cliënten verstrikt kunnen raken, zoals schadeclaims of geschillen. Het uitkeren door verzekeringsinstanties van vergoedingen bijvoorbeeld na een ongeval of bedrijfsongeluk kan soms jaren duren. Letselschade is geen absolute contra-indicatie maar het afronden van letselschadeprocedures of andere juridische kwesties voordat de behandeling start heeft absoluut de voorkeur. Ook bijvoorbeeld het hebben van een ziekte-uitkering WIA (voorheen WAO) kan een factor zijn die klachten in stand houdt. In hoeverre deze factoren een succesvolle behandeling met graded activity in de weg staan moet altijd individueel beoordeeld worden.

ORANJE VLAGGEN: SPECIFIEKE PSYCHOLOGISCHE/
PSYCHIATRISCHE ASPECTEN
Herkennen van specifieke psychiatrische of psychologische problematiek is van belang omdat deze problematiek sterk kan interfereren met de behandeling. Oranje vlaggen zijn in het algemeen niet beïnvloedbaar door een behandeling met graded activity. Hieronder wordt kort ingegaan op een aantal psychiatrische/psychologische problemen die zich vaak voordoen bij cliënten met chronische pijn. Uiteraard geldt voor al deze beschrijvingen dat er zeer veel variatie kan zitten in actualiteit van een klacht en de mate waarin deze een belemmering vormt voor een behandeling. Indien één van deze problemen aanwezig is, is het raadzaam om te verwijzen naar een psycholoog. Een aantal relevante diagnoses zullen we kort bespreken.

Somatiseren en somatisatiestoornis
In de klinische praktijk wordt regelmatig gesproken van somatiserende cliënten. Volgens de veel gebruikte definitie van Lipowsky (1988)

beschrijft men somatisatie als 'de neiging om somatische klachten en symptomen, die niet door pathologische bevindingen verklaard kunnen worden, te ervaren en te rapporteren, om deze klachten toe te schrijven aan een lichamelijke ziekte en om er medische hulp voor te zoeken'.

Iedereen somatiseert, we ervaren immers bijna allemaal wel eens hoofdpijn, buikpijn of vermoeidheid. De essentie zit echter in het al of niet inroepen van (para)medische hulp. Naar schatting 20-50% van de patiënten die de huisarts consulteren somatiseert (Katon & Walker 1998). Een groot deel hiervan heeft pijnklachten en valt in de groep chronische pijn.

Men spreekt echter pas van een somatisatiestoornis wanneer er sprake is van een jarenlange geschiedenis van uiteenlopende lichamelijke klachten. Om de diagnose te kunnen stellen moet de cliënt last hebben van ten minste vier pijnklachten en twee gastro-intestinale symptomen, alsmede van een seksueel en een pseudoneurologisch symptoom. Deze symptomen zijn niet goed te verklaren vanuit de huidige medische kennis, en als dat wel het geval is, dan is de hinder in het functioneren van de cliënt veel erger dan verwacht wordt op grond van die kennis. Een somatisatiestoornis is een exclusiecriterium voor graded activity.

Hypochondrie

Bij hypochondrie is er sprake van een preoccupatie met de vrees of overtuiging een ernstige ziekte te hebben, gebaseerd op een onjuiste interpretatie van lichaamssignalen. Deze preoccupatie blijft bestaan ondanks voorlichting of educatie. Vaak spelen er in de voorgeschiedenis meerdere 'ziekten'. Hypochondrie veroorzaakt aanzienlijk lijden en disfunctioneren. Hypochondrie is een contra-indicatie voor graded activity.

Nagebootste stoornis

Bij een nagebootste stoornis is er sprake van opzettelijk veroorzaken of voorwenden van lichamelijke of psychische klachten. De motivatie voor het gedrag is de rol van 'zieke' op zich te willen nemen. Verder wordt de diagnose alleen gesteld als er geen sprake is van een 'externe beloning' zoals geld of het uit de weg gaan van wettelijke verplichtingen. Deze cliënten klagen bewust over symptomen waarbij ze soms niet weten waarom ze dit doen. Vaak speelt hierbij een intrapsychisch conflict een rol. Een andere groep is de groep die bewust simuleert waarbij de secundaire of interpersoonlijke winst (bijv. financieel, ontslaan worden uit verantwoordelijkheden) een belangrijke rol speelt.

Bij nagebootste stoornissen is de psychische nood vaak zo hoog dat de primaire winst belangrijker lijkt dan de negatieve bijverschijnselen.

Depressieve stoornis

Chronische pijnklachten en depressieve gevoelens en gedachten gaan vaak samen. Ongeveer 50-80% van de cliënten met chronische pijn-klachten geeft aan zich depressief te voelen, in ongeveer 34-57% zijn de depressieve gevoelens zodanig dat de diagnose 'depressieve stoor-nis' volgens de DSM-IV criteria gesteld kan worden (Dersh et al. 2006). In de algemene populatie is dat zo'n 5 tot 8%. Een depressie is lastig te diagnosticeren bij cliënten met pijn. Dit komt doordat een aantal vooral somatische kenmerken direct gerelateerd kan zijn aan de pijnklachten: slapeloosheid of wakker worden van de pijn; verminderd plezier in activiteiten en moeheid en verlies van energie samenhan-gend met inactiviteit. Bij depressieve klachten staan de sombere stemming, depressieve gevoelens, het 'zwaar op de hand' zijn, inte-resseverlies en niet meer kunnen genieten op de voorgrond. Wanneer bij de cliënt één of meer van deze aspecten aanwezig zijn wordt ge-adviseerd verder door te vragen naar de aanwezigheid van de volgende kenmerken:
– besluiteloosheid, concentratieproblemen;
– gevoelens van waardeloosheid, schuldgevoelens;
– agitatie, prikkelbaarheid, rusteloosheid;
– remming, alsof alles trager verloopt;
– moeheid, energieverlies, slaapproblemen;
– verandering van eetlust of gewicht;
– gedachten aan de dood, suïcidegedachten.
Een depressiestoornis kan een contra-indicatie zijn voor behandeling met graded activity.

Angststoornissen

Angst komt bij iedereen voor: angst voor donkere steegjes, angst voor een examen, angst voor van alles. Angststoornissen komen bij cliënten met chronische pijn vaak voor, meer dan onder de algemene bevolking (De Myttenaere 2007). Angst kan zijn gegeneraliseerde angst of angst voor iets specifieks (een fobie) bijvoorbeeld kleine ruimten, pleinen, ziekte, muizen, bewegingen, enzovoort. Een angststoornis kan het therapieresultaat en de veranderingsbereidheid van cliënten negatief beïnvloeden. Denk aan een angststoornis bij symptomen als:
– labiliteit, concentratieproblemen, lusteloosheid of slaapproblemen;
– hyperventilatieklachten, hypertonie, vegetatieve ontregeling;
– aanhoudende functionele lichamelijke klachten;

- verzoek om slaapmiddelen of kalmerende middelen;
- alcohol- of drugsproblemen;
- depressie;
- paniekaanvallen.

Bij chronische pijn is een aantal specifieke angststoornissen van belang:
- Angst voor het hebben van een ernstige ziekte (kanker), angst voor pijn en bewegingsangst. Aangezien het vaak lang duurt voor een juiste diagnose wordt gesteld bij chronische pijn kan angst voor een specifieke aandoening een grote rol gaan spelen. Het is zaak dat een arts of specialist de cliënt hierin geruststelt. Bij angst zal iemand continu de aandacht vestigen op dat waar hij angstig voor is. Zo zal iemand die bang is voor muizen veel meer opletten of hij ergens muizen ziet en dus ook meer en eerder muizen zien. Het veelvuldig aandacht richten op pijn wordt op die manier ook een sterke onderhoudende factor voor chronische pijn.
- Bewegingsangst is een specifieke cognitie (gedachte dat de rug kwetsbaar is), gekoppeld aan een emotie (angst voor bewegen) en gekoppeld aan gedrag (specifieke bewegingen vermijden). Bewegingsangst draagt sterk bij aan de mate van beperkingen bij cliënten met chronische pijn van het bewegingsapparaat (Vlaeyen en Linton 2000, Leeuw, 2007).

Posttraumatisch stress-syndroom (PTSS)

Eigenlijk behoort PTSS bij de angstklachten, maar we bespreken het hier apart omdat het een belangrijke instandhoudende factor kan zijn bij cliënten met chronische pijn, die na een trauma zijn ontstaan of die zijn ontstaan in een periode na een trauma. PTSS komt bijvoorbeeld veel voor bij aan whiplash gerelateerde klachten. Wees alert op een mogelijke PTSS indien blijkt dat het trauma nog een sterke rol speelt in het leven van de cliënt, bijvoorbeeld door veelvuldig terugkerende en zich opdringende onaangename herinneringen aan de gebeurtenis, akelige dromen over de gebeurtenis, gevoel alsof de traumatische gebeurtenis opnieuw plaatsvindt. Ook het optreden van fysiologische reacties bij blootstelling aan stimuli die een aspect van de traumatische gebeurtenis symboliseren of erop lijken, duiden op een PTSS. Andere symptomen die duiden op een PTSS zijn moeite met inslapen of doorslapen, prikkelbaarheid of woede-uitbarstingen, zich moeilijk kunnen concentreren, overdreven schrikreacties of overmatige waakzaamheid. Voor meer symptomen die duiden op een PTSS verwijzen we naar de DSM IV.

Persoonlijkheidsstoornissen

Persoonlijkheidsstoornissen – de paranoïde, schizoïde, schizotypische, antisociale, borderline, theatrale en narcistische persoonlijkheidsstoornis en de meer door angst gedomineerde typen zoals ontwijkende, afhankelijke en obsessieve-compulsieve persoonlijkheidsstoornis – kunnen een contra-indicatie zijn voor een behandeling. Dit zijn diagnoses die een psychiater moet stellen. Meer relevant voor hulpverleners is het herkennen van persoonlijkheidskenmerken van een cliënt. Onder persoonlijkheidskenmerken zijn te verstaan: is de cliënt extravert of introvert, vriendelijk of onvriendelijk, consciëntieus of ongeorganiseerd, emotioneel stabiel of juist angstig, staat de cliënt open of juist erg gesloten? Van Burken (2005) heeft helder uiteengezet hoe persoonlijkheidskenmerken van cliënten in interactie met de kenmerken van hulpverleners een positieve dan wel negatieve invloed kunnen hebben op de behandeling. Behandelaars dienen in de diagnostische fase een beeld te krijgen van deze kenmerken van cliënten. Wellicht kan de hulpverlener zijn eigen bijdrage in de behandeling aanpassen aan de cliënt. Een zeer extraverte hulpverlener moet bijvoorbeeld oppassen om bij een introverte, gesloten cliënt niet alles te gaan invullen.

Pijnstoornis

Voor de volledigheid noemen we ook de pijnstoornis. De pijnstoornis is een DSM-IV-codering bedoeld voor het diagnosticeren van lichamelijke klachten waarvoor geen medische verklaring is en waarbij de pijnklachten op de voorgrond staan. Qua definitie vallen de meeste chronische aspecifieke pijnklachten (rugklachten, KANS, whiplash, fibromyalgie, enz.) onder deze diagnose. Pijnstoornissen vormen juist wel een indicatie voor graded activity.

Principes van gedragsveranderingen

Inleiding

Graded activity is een behandelvorm die zich richt op gedragsverandering. Het veranderen van gedrag is een ingewikkeld proces; het betreft zowel het aanleren van nieuw gedrag als het afleren van oude gewoonten. In dit hoofdstuk willen we met name stilstaan bij de verschillende manieren van leren. Er is veel onderzoek gedaan naar de manier waarop wij leren. De leertheorie, later de gedragsleer en gedragstherapie en nog weer later de cognitieve-gedragstherapie richten zich alle op gedrag en gedragsverandering. In dit hoofdstuk zullen we de historische ontwikkelingen van de operante en respondente leertheorie beschrijven. De rol van deze leerprincipes bij pijn lichten we eerst toe. Daarna bespreken we de cognitieve theorieën.

Ontwikkelingen van de gedragstherapie

Het behaviorisme is een stroming binnen de psychologie die begin vorige eeuw is ontstaan en zich bezighield met het opstellen van een theorie over leerprincipes. Het behaviorisme kan gezien worden als een reactie op het toen overheersende freudiaanse denkkader waarin interne processen (zoals 'driften') een belangrijke rol spelen. Het behaviorisme richtte zich uitdrukkelijk op objectiveerbare gedragingen en distantieerde zich (aanvankelijk) van interne processen. De behavioristen ontkenden niet het bestaan van emoties, gedachten of processen als motivatie, maar deze waren voor hen geen onderwerp van studie.

In de beginjaren van de leertheorie is vooral veel dierexperimenteel onderzoek gedaan. Op basis van deze experimenten zijn twee theorieën over leren ontstaan: de respondente conditionering en de operante conditionering.

Een bekend dierexperiment uit de beginjaren van de leertheorie is de testopstelling van de fysioloog Pavlov. Hij deed onderzoek naar het spijsverteringssysteem en was met name geïnteresseerd in de speekselreflex. In een inmiddels beroemde opstelling werd bij een hond speeksel gemeten terwijl er vleespoeder op de tong van het dier werd gelegd. Dit veroorzaakte een toename van speeksel die exact gemeten kon worden. Pavlov bemerkte bij toeval dat één van de honden al begon te kwijlen bij het horen van de voetstappen van degene die het vleespoeder op de tong zou leggen. Pavlov beschreef dit leerproces en noemde het 'respondent' of 'klassiek conditioneren'. De hond had een nieuwe associatie geleerd, namelijk die tussen de voetstappen en het kwijlen.

Andere experimenten, met duiven, onderzochten via 'trial and error' ('gissen en missen') en door middel van beloning (bekrachtiging) van de onderzoeker of de duiven het beoogde gedrag steeds meer gingen vertonen. Als een duif merkte dat hij na het overhalen van een hendeltje een tarwekorrel kreeg, werd dit gedrag inderdaad veelvuldig herhaald. Dit leereffect werd beschouwd als de wet van effect. Deze wetmatigheid zou volgens de behavioristen niets te maken hebben met denkprocessen. Schematisch werd een dergelijke situatie weergegeven als een 'stimulus-responsrelatie'. Waarbij de stimulus in bovenstaand voorbeeld de kooi is met een hendel en de respons het gedrag is van de duif wanneer die de handel overhaalt. De beloning (consequentie of bekrachtiger) is in dit geval het voedsel. Wanneer steeds alleen de handeling, het overhalen van een hendel, wordt gevolgd door voedsel zullen andere probeerhandelingen geleidelijk wegvallen en de genoemde doelhandeling zal eerder en vaker optreden. De duif leert door de consequenties van het eigen gedrag. Deze manier van leren werd later door Skinner 'operante conditionering' genoemd.

De behavioristen stelden aanvankelijk dat de stimulus-responsrelatie een wetmatigheid was die volledig voorspeld kon worden: 'als S dan R'. Later werd voorgesteld om tussen de stimulus en de respons het 'organisme O' als mediator ('black box') te plaatsen. Met dit schema kon eenvoudig worden 'verklaard' waarom een en dezelfde stimulus ('prikkel') tot zeer verschillende reacties kan leiden bij verschillende personen. Binnen de 'black box' werden later cognities, emoties en fysieke aspecten zoals medicatie, fysieke vaardigheden en beperkingen geplaatst. Het uiteindelijke schema ziet er dan als volgt uit: $S \rightarrow O \rightarrow R \leftarrow C$.

In later onderzoek is gebleken dat dezelfde leerprincipes ook op mensen van toepassing waren. Ook bij mensen bleek het mogelijk om gedrag aan en gelukkig ook weer af te leren.

Deze theorieën zijn ook toepasbaar gebleken bij pijn. Alleen kunnen 'respondent' en 'operant' leren niet alle pijngedrag volledig verklaren

en is er sprake van grote individuele verschillen tussen mensen wat
betreft het aan- en afleren van gedrag. Bij pijn is een bijkomend probleem dat niet altijd duidelijk is waar pijn in het SORC-schema geplaatst moet worden. Pijn kan een prikkel (S) zijn die gedrag uitlokt,
maar kan ook onderdeel zijn van de persoon zelf (O), door bijvoorbeeld opvoeding en/of cultuur. Of de pijn is de respons (R) op, of het
gevolg van een stimulus of van de consequentie (C) die volgt op
bepaald gedrag. Waarschijnlijk kunnen deze verschillende opties allemaal een rol spelen, wat nog maar eens duidelijk maakt hoe complex
het fenomeen pijn is. De basisprincipes van deze vormen van leren
worden hieronder algemeen toegelicht en in relatie tot pijn.

Basisprincipes van respondente conditionering

Er zijn binnen respondente conditionering drie basisprincipes te benoemen: associatief leren, leren door zelfinstructies en modeling.

Associatief leren

Een groot aantal reacties van het lichaam zijn (min of meer) aange-
boren (reflexen). Deze reacties worden binnen de gedragstherapie
onvoorwaardelijke reacties (OR) genoemd. Deze worden normaal alleen 'uitgelokt' door onvoorwaardelijke stimuli (OS) (Hermans et al.
2007). Zo kan het belasten na acuut letsel (S) pijn en toename van
spiertonus geven (OR). Een activiteit als traplopen (hetgeen normaal
gesproken geen pijnreactie oproept) kan een voorwaardelijke stimulus
worden (VS) als deze activiteit door de cliënt steeds tegelijkertijd
(contingent) met de pijn wordt geassocieerd. Op den duur kan deze
activiteit (ook als het letsel, de nociceptieve bron, niet meer aanwezig
is) de pijnreactie uitlokken. Men heeft dan te maken met een geconditioneerde voorwaardelijke pijnrespons (Turk 1996).
Zo spannen spieren zich aan (OR) als reactie op een pijnprikkel, zoals
bij een prik met een naald (onvoorwaardelijke stimulus OS). Op een
gegeven moment wordt het zien van de naald (in de buurt van het
lichaam) (voorwaardelijke stimulus VS) gekoppeld ('geconditioneerd')
aan het aanspannen van spieren in het gebied (voorwaardelijke respons, VR).
De koppeling komt tot stand wanneer de OS en de VS een aantal
malen contingent (bijv. gelijktijdig) worden aangeboden, waardoor er
een 'automatische' koppeling ontstaat. Er wordt een nieuwe associatie
aangeleerd.

Bij pijnklachten in het bewegingsapparaat gaat het in de meeste gevallen om de relatie tussen pijn en bewegen. Bepaalde bewegingen

kunnen de pijn veroorzaken of verminderen. Het optreden van pijn ten gevolge van (een bepaalde) beweging kan worden weergegeven als +OS^{neg}. Dit betekent dat het aanwezig zijn van de stimulus (het bewegen) wordt gevolgd door een negatieve situatie (pijnervaring). Wanneer dit optreedt zal deze beweging worden geassocieerd met vrees. Wanneer bepaalde bewegingen juist zorgen voor pijnvermindering (–OS^{neg}) wordt dit geassocieerd met hoop. En wordt het uitblijven van pijn (°OS^{neg}) wanneer dit wel verwacht werd geassocieerd met geruststelling en veiligheid.

Wanneer bijvoorbeeld bewegen (OS) leidt tot:		
het optreden van pijn	+OS^{neg}	dan wordt bewegen geassocieerd met vrees
het verminderen van pijn	–OS^{neg}	dan wordt bewegen geassocieerd met hoop
het uitblijven van pijn	°OS^{neg}	dan wordt bewegen geassocieerd met veiligheid

In de behandeling kan dit betekenen dat de met vrees geassocieerde activiteiten afgeleerd kunnen worden door ernaar te streven dat de handeling wordt uitgevoerd zonder dat dit zal leiden tot pijn. Verder is van belang dat bij de uitvoering met name de negatieve verwachting rond de handeling wordt ontkracht en bijvoorbeeld ontspanning juist wordt benadrukt.

Leren door zelfinstructie
Leren door zelfinstructie: mensen kunnen zichzelf instructies geven en bepaalde beelden fantaseren. Door middel van de fantasie kunnen koppelingen worden gelegd met als gevolg stimuli waardoor nieuwe betekenisrelaties kunnen worden aangeleerd. In de klinische situatie kan de cliënt door de therapeut geïnstrueerd worden zich bepaalde situaties voor de geest te halen die voor de cliënt beangstigend zijn om vervolgens door middel van contraconditionering de angst te verminderen.

Modeling
Bandura heeft in de jaren zestig en zeventig van de vorige eeuw veel onderzoek gedaan naar 'learning by observing' ofwel modeling. Veel gedrag wordt aangeleerd door het imiteren van andere mensen en wordt ook wel sociaal leren genoemd. Met betrekking tot chronische

pijn kan bijvoorbeeld het pijngedrag, het nemen van rust (bijv. het aannemen van een 'patiëntrol') ontstaan zijn via modeling. Bijvoorbeeld iemand die opgroeit in een gezin met een vader die vaak ziek thuis zit vanwege aspecifieke lage rugklachten.

In de behandeling van chronische pijn kan gebruik worden gemaakt van modeling door in groepen cliënten de succesvollen onder hen als voorbeeld te laten dienen voor cliënten die net beginnen met graded activity en onzeker zijn over hun mogelijkheden. Medecliënten zijn veel krachtiger voorbeelden dan hulpverleners.

Behandelingen die gebruik maken van respondent leren zijn *relaxatietraining* en *exposure in vivo*. Exposure in vivo is bij chronische lage rugpijn specifiek gericht op het verminderen van aan activiteiten gerelateerde vrees (Leeuw 2007).

Basisprincipes van operante conditionering

Operante conditionering is een actieve vorm van leren terwijl respondente ('klassieke') conditionering een passieve vorm is. Bij respondente conditionering ondergaat de persoon in kwestie als het ware het leerproces. De respondente ('klassieke') leertheorie richt zich met name op processen rond de stimulus, de operante leertheorie op de consequenties van het gedrag. Bij de operante conditionering gaat het om actief gedrag dat de persoon, zijn omgeving explorerend, vertoont. Hierbij is 'trial and 'error' ('gissen en missen') een voorwaarde. Belangrijke aspecten van de operante leertheorie zijn bekrachtigen en bestraffen, discriminatief leren en uitdoven.

Bekrachtigen en bestraffen

Gedrag dat wordt gevolgd door een gunstige verandering in de omgeving zal toenemen in frequentie en gedrag dat wordt gevolgd door een ongunstige verandering zal afnemen. Door bekrachtiging zal het gedrag toenemen en ten gevolge van straffen zal het afnemen. Zowel van bekrachtigen als van straffen bestaan drie vormen.

Bekrachtigen:

1 het gedrag leidt tot het verschijnen van iets aangenaams $+S^{pos}$ (een vorm van positieve bekrachtiging);
2 het gedrag leidt tot het verdwijnen van iets onaangenaams $-S^{neg}$ (een vorm van negatieve bekrachtiging);
3 het gedrag leidt tot het niet-optreden van iets onaangenaams $°S^{neg}$ (een vorm van negatieve bekrachtiging).

Bestraffen:
1 het gedrag leidt tot het verschijnen van iets onaangenaams $+S^{neg}$
  (een vorm van positieve straf);
2 het gedrag leidt tot het verdwijnen van iets aangenaams $-S^{pos}$ (een
  vorm van negatieve straf);
3 het gedrag leidt tot het niet-optreden van iets aangenaams $°S^{pos}$
  (een vorm van negatieve straf).

Discriminatief leren

Het leerproces waarin de persoon leert dat in een bepaalde situatie of
in de aanwezigheid van een bepaalde stimulus bepaald gedrag een
bepaald resultaat oplevert, noemen we discriminatief leren. De stimulus wordt daarbij steeds specifieker. Discriminatief leren staat dus
als het ware tegenover generaliseren. Wanneer activiteiten worden
bekrachtigd dient er dan ook op gelet te worden dat ze niet alleen in de
paramedische setting worden uitgevoerd, maar zo veel mogelijk in de
dagelijkse omgeving, waardoor generalisatie kan optreden.

Uitdoven

Indien het aanwezige gedrag niet meer bekrachtigd wordt zal het
langzaam in de tijd uitdoven (extinctie). Tegelijkertijd zal door het
belonen van het alternatieve (gewenste) gedrag dít gedrag gaan toenemen.

Fading is een combinatie van discriminatief leren en uitdoven. Bij
fading is het doel niet dat het gedrag afneemt, maar dat het gedrag
alleen nog in bepaalde situaties wordt uitgevoerd. Fading ontstaat
wanneer consequent het gedrag in een bepaalde situatie wordt bekrachtigd en in een andere situatie niet. Een voorbeeld is bedplassen:
het doel is niet het plassen te verminderen maar wel de situatie waarin
het plaatsvindt.

OPERANTE CONDITIONERING EN PIJN

Op basis van systematisch onderzoek van het gedrag van chronische
pijnpatiënten vertaalde Fordyce (1976) bovenstaande basisprincipes in
praktische en relatief eenvoudige, behandelstrategieën. Fordyce benadrukt juist de rol van bekrachtiging uit de omgeving (vrienden,
kennissen, collega's, hulpverleners) op het overte (zichtbare) pijngedrag.
Met 'overt pijngedrag' bedoelt men het gedrag dat iemand vertoont en
waaruit anderen kunnen afleiden dat die persoon pijn ervaart, bijvoorbeeld het aantal malen dat iemand over zijn rug wrijft, kreunt, een

pijnlijk gezicht trekt of verbaal aangeeft pijn te hebben. Ook het vermijden van activiteiten, (overmatig) rusten, medisch 'shoppen' zijn
vormen van overt pijngedrag.

Dit pijngedrag kan bekrachtigd worden door:
- *Positieve bekrachtiging*; de persoon krijgt iets positiefs wat hij nor-
  maliter niet krijgt, bijvoorbeeld sociale aandacht, door het vertonen
  van pijngedrag (vertrekken van het gezicht, mank lopen of over de
  rug wrijven). Dit pijngedrag kan in dit geval voor de ander een
  signaal zijn om taken over te nemen, aardiger te zijn, zachter te
  praten of iets dergelijks. Deze situaties kunnen gezien worden als
  het toevoegen van iets aangenaams aan het pijngedrag. De hypothese is dat het pijngedrag in stand wordt gehouden of zelfs zal
  toenemen door de positieve bekrachtiging.
- *Vermijdingsleren* of *negatieve bekrachtiging*; iets negatiefs gebeurt niet,
  zoals een conflict op het werk dat wordt vermeden door af te bellen
  wegens rugklachten, of bewegingen die steeds pijn opwekken en
  nu achterwege worden gelaten. Dit zijn voorbeelden van het niet-
  optreden van iets onaangenaams.
- *Niet-bekrachtigen van gezond gedrag*; de omgeving neemt bijvoorbeeld
  taken over, de hulpverlening adviseert rust en legt beperkingen op
  aan het dagelijkse functioneren; de persoon wordt 'gedwongen' in
  de rol van patiënt.
- *Negatieve straf*; wanneer iemand een stukje loopt en pijn in zijn rug
  krijgt, dan kan dit vanuit een gedragsmatig denkkader gezien worden als het toevoegen van iets onaangenaams (pijn) aan gedrag
  (lopen). Het lopen wordt als het ware bestraft. De hypothese is dan
  ook dat de persoon op den duur minder zal gaan lopen of lopen
  gaat vermijden.

Dat niet altijd duidelijk is wat pijngedrag is, kan geïllustreerd worden
door 'het nemen van rust'. Het nemen van rust kan gezien worden als
pijngedrag wanneer dit het (directe) gevolg is van ervaren pijn of dient
ter voorkoming van pijn(toename). Het nemen van rust kan echter ook
worden gezien als 'gezond gedrag' wanneer rust zorgt voor balans-
herstel na inspanning.

Dat de reactie van de omgeving zo'n grote rol speelt voor het pijngedrag en de pijnbeleving benadrukt de rol van de partner of een andere
belangrijke persoon in de omgeving van de cliënt.
Vaak wordt de rol van de partner onderschat. De aandacht gaat in de
diagnose en behandeling vaak hoofdzakelijk naar de cliënt met de

pijnklachten. Pijnklachten hebben, zeker wanneer ze lang duren, een behoorlijke impact op de relatie en op het gezinssysteem. Het is dus van belang, zeker vanuit de gedachtegang van de operante conditionering, de partner te betrekken bij de behandeling.

Binnen de gedragstherapeutische behandeling kunnen diverse vormen van pijngedrag als uitgangspunt dienen. Het minder actief zijn, het regelmatig rusten en het vermijden van bepaalde activiteiten zijn de aangrijpingspunten voor graded activity. Het verbeteren van het activiteitenniveau bij graded activity is niet gebaseerd op fysiologische trainingsprincipes. Het verbeteren van de lichamelijke conditie en/of spierkracht is dan ook niet het primaire doel. De opbouw vindt plaats op basis van de door de cliënt gekozen stappen in de tijd, die door de hulpverlener bekrachtigd worden om op die manier een gedragsverandering te realiseren. Dit druist in tegen de opvatting dat een daling van het activiteitenniveau leidt tot 'deconditioning'. Met deconditioning wordt afname van de algehele hart-longconditie en spierconditie bedoeld. Veel behandelprogramma's richtten zich daarom primair ook op het verbeteren van bijvoorbeeld de VO_2max. Uit recent onderzoek is echter gebleken (Smeets 2006b en c) dat bij het overgrote deel van cliënten met lagerugklachten de lichamelijke conditie of het activiteitenniveau vergelijkbaar is met dat van mensen zónder rugklachten. Bij aanvang van de behandeling wordt eerst geïnventariseerd wat de 'uitlokkers' en wat de consequenties zijn van het pijngedrag.

In de behandeling gebruikte Fordyce bekrachtiging om het gewenste gedrag, in dit geval het uitvoeren van activiteiten, te stimuleren. Het gewenste gedrag wordt telkens gradueel (kleine stappen) opgebouwd en elke stap op weg naar het einddoel wordt steeds bekrachtigd. De relatie tussen de bekrachtiging en het gewenste gedrag dient aan een aantal voorwaarden te voldoen om optimaal effectief te zijn. Over het algemeen kan gesteld worden dat de bekrachtiging wanneer die kort na het gewenste gedrag optreedt een groter effect zal hebben dan wanneer ermee wordt gewacht. Ook zal het gedrag vaker voorkomen wanneer de bekrachtiging consequent wordt gegeven. Maar tegelijk is gebleken dat wanneer een minder consequent bekrachtigingspatroon wordt gehanteerd het aanleren langzamer zal verlopen maar ook langzamer zal uitdoven.

Het gewenste gedrag hoeft ook niet elke keer gevolgd te worden door een kleine bekrachtiging wanneer een grote bekrachtiging in het verschiet ligt: 'als je 20 minuten kunt fietsen gaan we samen een nieuwe fiets kopen'. Wanneer activiteiten worden bekrachtigd is de verwachting dat deze activiteiten zullen toenemen in frequentie en/of in duur.

Wanneer hardlopen een goed gevoel geeft, door anderen wordt aangemoedigd of geassocieerd wordt met gezondheid zal men vaker gaan rennen.

Bij bekrachtiging wordt nog onderscheid gemaakt in intrinsieke en extrinsieke bekrachtiging. Met intrinsieke bekrachtiging wordt bedoeld dat de bekrachtiging natuurlijkerwijze met het gedrag is verbonden. Extrinsieke bekrachtiging betekent dat de bekrachtiging kunstmatig op het gedrag volgt (Hermans et al. 2007). Zo kan bijvoorbeeld bij sporten de bevrediging liggen in het verkrijgen van een medaille of hogere status (extrinsieke bekrachtiging). Bij intrinsieke bekrachtiging is het gedrag in zichzelf bevredigend. Zo is het sporten op zichzelf bevredigend, bijvoorbeeld het geeft een lekker gevoel (intrinsieke bekrachtiging). Een stabiele gedragsverandering wordt verkregen wanneer een extrinsieke bekrachtiging overgaat in een intrinsieke. De bekrachtiging wordt als het ware geïncorporeerd. Met betrekking tot het stimuleren van activiteiten kan aanvankelijk gezocht worden naar externe bekrachtigers, bijvoorbeeld een bepaalde afstand kunnen lopen, een film uit kunnen zitten, enzovoort. In latere instantie kan de beloning met name liggen in de overtuiging weer fit te zijn of geen patiënt meer te zijn.

De op de operante theorie gebaseerde aanpak werd in de jaren zeventig en tachtig van de vorige eeuw veelvuldig toegepast. In de loop der jaren ontstond echter meer en meer kritiek op de operante zienswijze. Deze was te beperkt en had bijvoorbeeld geen aandacht voor cognities en emoties ('black box') van een cliënt. Ook ging het operante model voorbij aan een duidelijke verklaring voor pijn (Turk 1996, 2002a en 2002b).

Zowel in de algemene gedragstherapie als in de pijnbehandelingen werden steeds meer andere therapieën geïntegreerd. Dit leidde tot de opkomst van cognitieve-gedragstherapie, momenteel wellicht de meest onderzochte en effectief bevonden behandelvorm in de psychologie en de pijnbehandelingen.

Cognitieve-gedragstherapie

Naast de gedragstherapie was er ook een beweging ontstaan die kan worden omschreven als de 'cognitieve therapie'. Twee belangrijke grondleggers hiervan zijn Aaron Beck en Albert Ellis. De cognitieve therapie schonk aandacht juist aan de processen in de 'black box' die door de orthodoxe behavioristen werden vermeden.

Tegenwoordig wordt gedrag in de gedragstherapie veel breder opgevat dan in de beginjaren van de leertheorie. Gedrag wordt begrepen als een 'zinvolle reactie op een betekenisvolle situatie'. Ook gedachten en gevoelens voldoen aan deze definitie. Bij de analyse van het probleem wordt dan ook gekeken of het gekozen gedrag een zinvolle reactie is en op welke betekenisvolle situatie het is gericht. Het gedrag wordt gezien als een functie van de persoon met zijn persoonlijke kennis, ervaring en vaardigheden en de omgeving. Daarbij houdt 'de omgeving' in: alles wat aan het concrete gedrag voorafgaat, tegelijkertijd optreedt of erop volgt.

Het belang van cognities en emoties in de wijze van omgaan met de klachten

Wanneer iemand een ziekte heeft, letsel heeft opgelopen of langdurig pijn heeft zal hij een manier zoeken om met de aandoening om te gaan. Zo kan iemand actie ondernemen om kennis te verzamelen over de ziekte of oefeningen gaan doen om de klachten te verminderen, maar iemand kan ook juist rust nemen en afwachten tot het overgaat. Er zijn meerdere cognitieve modellen ontwikkeld die het denken over pijn hebben beïnvloed. In dit boek beschrijven we alleen de zelfregulatietheorie van Leventhal (2001). Deze probeert een verklaring te vinden voor de verschillende wijzen van omgaan met een aandoening. In dit model wordt aandacht besteed aan klachtgerelateerde cognities en emoties. Deze persoonlijke cognities en emoties bepalen voor een groot deel de manier van omgaan met de klachten en zorgen voor de grote verschillen tussen mensen in hun pogingen om klachten het hoofd te bieden.

COGNITIES

Cognities zijn alle ideeën, assumpties, overtuigingen, attitudes, verwachtingen, enzovoort die iemand heeft met betrekking tot een bepaald onderwerp. De ideeën rondom een aandoening of ziekte worden aangeduid als 'illness beliefs' ofwel 'ziektegerelateerde cognities'. Dit zijn niet zomaar ideeën of gedachten, deze cognities spelen een belangrijke rol bij het omgaan met klachten en de pogingen om het probleem het hoofd te bieden.

Wanneer klachten of symptomen ontstaan gaat dit vanzelfsprekend samen met gedachten over wat de oorzaak is, wat een goede manier zou zijn om de klachten of symptomen te verminderen. Bij onschuldige symptomen als jeuk, dorst of stijfheid is dat vaak vrij rationeel en oplossingsgericht. Bij dorst bijvoorbeeld gaat men bedenken hoe lang het is geleden iets gedronken te hebben of waar de eerste plek is waar iets te drinken zal zijn. De emotionele reactie hierbij is vaak vrij vlak (tenzij men zonder water in de woestijn loopt).

Als klachten dreigender worden of langer duren gaat men vaak ook trachten de klachten te verklaren. Zo kunnen bij langdurige buikpijn gedachten ontstaan als 'misschien komt het omdat ik iets verkeerds heb gegeten', 'tja, ik ben nu eenmaal erg gespannen' of 'misschien heb ik een ontstoken blindedarm'. Een interpretatie wordt persoonlijk ingegeven door ervaring, opvoeding en aanleg. Ervaringen worden ook beïnvloed vanuit de omgeving: wat de buurvrouw zegt, wat er te lezen is op het internet of wat een hulpverlener zegt.

Ziektegerelateerde cognities worden volgens de zelfregulatietheorie van Leventhal onderverdeeld in vijf categorieën:
1 cognities over de oorzaak van de pijn;
2 cognities over de identiteit van de pijn;
3 cognities over duur/verloop van de pijn;
4 cognities over de gevolgen van de pijn;
5 cognities over de veronderstelde genezing/behandeling en de mate van controle over de pijn.

1   *Cognities over de oorzaak van de pijn*

Cognities met betrekking tot de oorzaak zijn bij (chronische) pijnklachten essentieel. Juist als symptomen lang bestaan en een duidelijke diagnose niet te stellen is, wordt 'de oorzaak weten' steeds belangrijker voor cliënten. Gedachten die cliënten hebben over de oorzaak liggen vaak in de medische/somatische sfeer. Cliënten denken over het algemeen, als ze pijnklachten hebben, dat er sprake is van een lichamelijke beschadiging. De gedachten over de oorzaak bepalen in hoge mate de soort diagnostiek en/of behandeling die iemand verwacht. De mogelijke discrepantie tussen de gedachten van de cliënt en van de hulpverlener ten aanzien van de oorzaak is belangrijk in het educatieproces. Het uitvragen van cognities over de oorzaak van de klacht is erg belangrijk in de inventarisatiefase.

2   *Cognities over de identiteit van de pijn*

Cognities met betrekking tot de identiteit van de pijn hebben te maken met de ernst van de klachten, de lokalisatie van de klacht(en), eventuele begeleidende symptomen (bijv. roodheid, zwelling, pijn op andere plekken, vermoeidheid, spierspanning, tintelingen, uitstraling) en met mogelijke diagnoses. Uit de beschrijving van de cliënt van de pijn zijn vaak al heel veel cognities te destilleren. Bijvoorbeeld 'als het zoveel pijn doet dan moet er wel iets kapot zijn', 'het straalt uit langs mijn bil, dat is toch spit?', 'die hoofdpijn is continu aanwezig, ik heb er totaal geen controle op, ik sta ermee op en ik ga ermee naar bed'. De zichtbaarheid van de pijnklachten, wanneer deze gepaard gaan met bijvoorbeeld roodheid of zwelling, kan voor sommige cliënten een geruststelling zijn dat het 'niet ingebeeld is'; het ervaren van uitstraling wordt vaker geassocieerd met een somatische aandoening en dan met name met een 'afgeknelde zenuw'. Voor een groot aantal pijnklachten worden 'ziekteprototypen' gehanteerd om de klachten voor anderen inzichtelijk en communiceerbaar te maken. Zo gebruikt men beschrijvingen van 'knopen in de spieren', 'spit', 'ischias', 'bekkeninstabiliteit', 'whiplash', 'muisarm' om de klachten te beschrijven. In dergelijk woordgebruik zit vaak een groot aantal cognities verborgen.

3 Cognities over duur/verloop van de pijn

Ook over het beloop kunnen zeer verschillende cognities bestaan of gaandeweg ontstaan: 'als het slijtage is zal het ook nooit overgaan, alleen maar erger worden', 'met mijn huidige baan kom ik nooit van mijn klachten af', enzovoort.

Als een cliënt cognities heeft als 'het kan alleen maar erger worden' dienen deze voorafgaande aan de behandeling besproken te worden, anders heeft een behandeling weinig zin. Dit geldt ook voor de interpretatie van de term 'chronisch': die wordt vaak geïnterpreteerd als 'structureel', 'niets meer aan te doen', 'daar moet je maar mee leren leven'. Navraag naar de ideeën en verwachtingen wat betreft het verloop en het voortduren van de klachten kunnen een groot aantal cognities onthullen die het huidige gedrag van een cliënt inzichtelijk maakt.

4 Cognities over de gevolgen van de pijn

Cliënten hebben vaak duidelijke ideeën over de gevolgen van de beperkingen op het dagelijks leven: 'met deze rug kan ik mijn werk niet meer uitvoeren', 'ik heb een whiplash, dat betekent dat ik mij moet omscholen en ander werk gaan doen', 'ik kan mijn tuinhuisje wel vergeten', 'ik heb fibromyalgie dus alleen licht huishoudelijk werk behoort misschien nog tot de mogelijkheden', 'met die klachten in mijn nek voel ik me niet meer veilig in het verkeer'.

Ook cognities over de invloed van lichamelijke activiteiten en eventuele letsels hebben betrekking op de duur en het verloop van de klachten: 'ik ben bang dat ik een of ander letsel op zal lopen als ik lichamelijke oefeningen doe', 'mijn lichaam zegt me dat er iets gevaarlijks aan de hand is', 'voor iemand in mijn toestand is het echt af te raden om lichamelijk actief te zijn', enzovoort. Dergelijke gedachten noemt men catastroferende gedachten. Ook voor irrationele overtuigingen van de negatieve strekking over de gevolgen van de klachten gebruikt men deze term. Bijvoorbeeld: 77% van de cliënten met lagerugklachten denkt dat een foute beweging tot een serieus probleem (medisch letsel) kan leiden (Goubert et al. 2004).

5   *Cognities over de veronderstelde genezing/behandeling en de mate van controle over de pijn*

Cognities over effectieve behandelvormen

De verwachtingen die een cliënt heeft wat betreft de behandelwijze en het effect van de (para)medische behandeling is sterk afhankelijk van de cognities over de oorzaak van de klachten en de kennis die de cliënt heeft van de therapeutische mogelijkheden. Wanneer de cliënt ervan overtuigd is dat er een wervel scheef zit en dat die de klachten veroorzaakt, zal hij automatisch verwachten dat een effectieve behandeling gericht zou moeten zijn op het veranderen van de stand van de wervel.

Cognities over wat je moet doen bij bepaalde klachten en wat de meest effectieve behandelvormen zijn heeft iedereen. Vele zijn door de opvoeding en eerdere ervaringen ontstaan. Maar ook dagelijkse informatie over ziekte in het algemeen, specifieke aandoeningen, (nieuwe) behandelvormen via vrienden/kennissen, de pers, het internet en hulpverleners beïnvloeden onze cognities over welke (be)handeling(en) de meest adequate zou(den) zijn. Achter sommige cognities zitten weer diepere, meer basale cognities, andere cognities komen meer voort uit aannames en zijn misschien minder diepgeworteld.

Bij behandelvormen met gelijkwaardige evidentie wordt aanbevolen om zo veel mogelijk aan te sluiten bij de voorkeur van de cliënt. Gebleken is dat een groter vertrouwen in het effect van de behandeling ook een positiever resultaat oplevert (Kalauokalani et al. 2001). Er blijken veel 'mythen' te bestaan over effectieve behandelvormen terwijl die door evidentie niet kan worden bevestigd. Zo blijkt (nog steeds) dat 35% van de mensen met lagerugklachten van mening is dat strikte bedrust dé therapie is (Goubert 2004), terwijl onderzoek heeft aangetoond dat bedrust juist vermeden dient te worden en het advies moet luiden: blijf actief (Richtlijn Aspecifieke lagerugklachten, CBO 2003).

Het is belangrijk de gedachten van de cliënt over welke behandeling de voorkeur verdient te kennen en ook zijn mening ten aanzien van graded activity. Lopen de gedachten van cliënt en hulpverlener over de behandeling uiteen, dan zal de hulpverlener zijn voorkeur moeten uitleggen en zal hij de cliënt moeten motiveren voor díe behandeling.

Cognities over de mate waarin men zelf wat aan de klachten kan doen (mate van zelfredzaamheid)

Cognities met betrekking tot de mate van controle die de cliënt heeft op het beïnvloeden van het pijnprobleem zijn cruciaal in het begeleidingstraject. Pas wanneer de cliënt het gevoel, of beter gezegd de overtuiging heeft, dat zijn eigen acties bijdragen aan het oplossen van het pijnprobleem zal hij ook bereid zijn de verschillende knelpunten in het begeleidingtraject te overwinnen. Veelgehoorde overtuigingen zijn: 'wat ik ook doe, ik kan aan mijn pijn toch niets veranderen', 'ik voel me machteloos tegenover de pijn', 'wat betreft mijn pijn kan ik alleen maar doen wat de dokter of een andere behandelaar zegt', 'alleen de dokters kunnen mij helpen met mijn pijn'.

Bij chronische pijnklachten aan het bewegingsapparaat gaat het zowel om de overtuiging van de cliënt dat hij controle heeft over de pijn als om de overtuiging dat hij controle heeft over de functionele beperkingen die het gevolg zijn van de pijnklachten. Wanneer de cliënt het gevoel heeft dat alleen factoren die hij niet direct kan beïnvloeden (het weer, het geloof) de pijn kunnen verminderen wordt wel gesproken van *externe pijnbeheersing* ('external locus of control'). Bij een hoge mate van *interne pijnbeheersing* ('internal locus of control') heeft de cliënt sterk het gevoel zelf controle te kunnen uitoefenen op de pijn (denk aan sporten, oefeningen doen, meditatie, afleiding zoeken). Wanneer de cliënt een hoge mate van externe pijnbeheersing heeft zal hij niet geneigd zijn om zijn gedrag te veranderen. Mensen met een externe pijnbeheersing stellen zich vooral afwachtend op en ondernemen weinig actie om zelf controle te krijgen over de klachten. Bij cliënten met een hoge interne locus of control die gemotiveerd zijn voor een cognitief-gedragsmatige behandeling wordt een groter effect verwacht.

Duidelijk gerelateerd aan de controleerbaarheid van de klachten zijn cognities die het vertrouwen van de cliënt betreffen: de mate waarin hij zichzelf in staat acht bepaald gedrag uit te voeren dat nodig is om het beoogde resultaat te bereiken. Wanneer een situatie wordt ervaren als schadelijk, bedreigend, uitdagend, verliesgevend wordt het uiteindelijke gedrag van de cliënt bepaald door zijn overtuiging of hij zich wel of niet in staat acht de situatie het hoofd te bieden. Het is van belang deze gedachten te kennen.

De overtuiging wel of niet de situatie (het hebben van pijn) het hoofd te kunnen bieden wordt gevoed door verschillende informatiebronnen:

- eerdere ervaring met dezelfde of soortgelijke taak;
- het gedrag van anderen die beoordeeld worden als even competent;

- verbale aanmoediging van anderen dat de persoon de taak kan volbrengen;
- emotionele toestand op dat moment.

Emoties

Behalve cognities beschrijft de zelfregulatietheorie van Leventhal ook de aanwezigheid van emoties die zowel een directe als een indirecte relatie hebben met de pijnklachten. In hoofdstuk 1 is al een aantal van deze emoties beschreven in het kader van diagnosestelling. Oorzaak en gevolg van cognities en emoties zijn eigenlijk niet aan te geven. Het is wel duidelijk dat de onderlinge relatie zeer sterk is: overtuigingen kunnen een zeer grote invloed hebben op het gevoel, andersom sturen emoties voor een groot deel de cognities. Cognities en emoties kunnen elkaar wederzijds positief en negatief beïnvloeden. Een bekend voorbeeld: als je op bed ligt en beneden gestommel hoort kun je denken *'ooh jee! een inbreker!'* maar ook *'ooh... dat is de kat weer'*. Deze twee gedachten roepen op basis van één en dezelfde stimulus een totaal andere emotie op. Bij de eerste word je angstig, gaat je hart sneller slaan (bonzen), ga je wellicht zweten. De volgende gedachte kan nog erger zijn: 'straks komt hij naar boven', maar ook geruststellender 'of zal het toch de kat zijn?' Als de angst toeneemt voel je je hart kloppen en ga je met gespitste oren luisteren, waardoor je nog meer gaat horen en nog angstiger wordt. Vaak zijn dit vicieuze cirkels waarin cognities en emoties niet van elkaar los te koppelen zijn. Dit gebeurt ook vaak met cliënten met pijn bij wie bepaalde cognities worden gekoppeld aan emoties en deze twee samen resulteren in (pijn)gedrag.

Een voorbeeld waarbij cognities en emoties met betrekking tot pijn tegelijkertijd optreden is *bewegingsangst*. De cognitie betreft vaak een oorzaak van de pijn ('alles is versleten door jarenlang hard werken'), een identiteit ('ik voel de botten over elkaar schuren'), de gevolgen ('dit komt niet weer goed, ik moet er voorzichtig mee omgaan') en controle ('u moet me hier doorheen helpen'). Dit alles gaat gepaard met angst, angst om specifieke bewegingen te maken, angst om meer pijn te krijgen en angst om te veel te belasten. Dit zal snel leiden tot een vicieuze cirkel van vermijden van specifieke bewegingen, minder of helemaal niet meer uitvoeren van die specifieke bewegingen en inactiviteit. Het is voor een hulpverlener van belang dit 'plaatje' te herkennen en te bespreken waar de cliënt in zijn redeneringen de fout in gaat. Bewegingsangst kan wellicht ook deel uitmaken van een gegeneraliseerde angststoornis. Het onderscheid tussen gegeneraliseerde angst en een verhoogd gevoel van onrust is soms lastig te maken.

Ongerustheid of piekeren is een andere veel voorkomende emotionele respons bij pijnklachten; zeker bij lang bestaande klachten is ongerustheid een normale emotionele respons. Gevoelens van onrust en psychosociale stress blijken een voorspellende invloed te hebben voor de duur van de klachten en het ontwikkelen van chroniciteit. Verhoogde gevoelens van onrust zijn gerelateerd aan een verlaagd gevoel van controle ter vermindering van de pijn (McCracken & Gross 1993). Een veel genoemde emotionele respons bij pijn zijn depressieve gevoelens. Hoe de relatie tussen pijnklachten en depressie is, is nog onvoldoende duidelijk. Het kan zijn dat er reeds een 'depressie' (t.g.v. een 'stressfull life event' of chronisch probleem) latent aanwezig was die getriggerd wordt door de pijnklachten; de depressieve gevoelens kunnen het gevolg zijn van de (langdurende) pijnklachten; de depressieve gevoelens kunnen een onderdeel zijn van de aandoening zelf. Depressieve cliënten zijn minder geneigd activiteiten op te pakken en hun gedrag te veranderen. Depressieve gevoelens zijn gerelateerd aan een hogere ervaren pijnintensiteit.

Depressieve gevoelens in de vroege fase van de pijnklachten hebben een hoge prognostische waarde voor het voortduren van de pijnklachten en hebben een zeer duidelijk negatief effect op het succes van een behandeling die gericht is op het verminderen van de gevolgen van de pijnklachten. Daarom is het aan te bevelen om in de diagnostische fase (en in het verloop van de begeleiding) alert te zijn op de aanwezigheid van depressieve gevoelens.

De cognitief-gedragsmatige benadering in de paramedische beroepen

De cognitief-gedragsmatige benadering binnen de paramedische beroepen heeft veel overeenkomsten met het gedragstherapeutisch proces dat door een psycholoog/psychotherapeut wordt uitgevoerd. Op basis van de probleeminventarisatie wordt door middel van de probleemanalyse een 'verklaringsmodel' opgesteld betreffende de veroorzakende en in het kader van chronische pijn de in stand houdende factoren en wordt een behandelvoorstel opgesteld. Het opstellen van een 'verklaringsmodel' bestaat uit het schematisch weergeven van de relatie tussen verschillende in stand houdende factoren.

In het kader van graded activity zal het (behandelbare) probleem allereerst worden geformuleerd als 'het verminderd functioneren', of 'het verminderd kunnen uitvoeren van specifieke activiteiten'.

Wanneer er overeenstemming is met de cliënt over de vraag welk probleem (c.q. gedrag) aangepakt zal worden dient in kaart te worden gebracht hoe vaak het geselecteerde probleemgedrag zich voordoet. Het belangrijkste doel hiervan is om tijdens en op het eind van het begeleidingstraject te kunnen vaststellen of het voor verandering ge-selecteerde gedrag ook daadwerkelijk veranderd is.

Op basis van het 'verklaringsmodel' worden de behandeldoelen be-paald en het behandelplan opgesteld. Ook bij het bepalen van de be-handeldoelen dient er te worden gestreefd naar een zo groot mogelijke meetbaarheid. Zo kan aan de cliënt bijvoorbeeld de vraag worden gesteld: 'Wat zou er voor u veranderd moeten zijn om te kunnen zeggen dat de behandeling effectief is geweest: welke dingen in uw gedrag zouden vaker, langer, enzovoort moeten voorkomen en welke zaken minder vaak en korter?' Hierbij wordt aanbevolen de situatie en het gedrag zo concreet mogelijk te beschrijven. Vaak wordt bij het opstellen van de concrete doelen duidelijk in hoeverre die doelen ook realistisch zijn (bijv. of ze binnen de geboden behandelperiode haal-baar zijn).

Het behandelplan geeft ook zo concreet mogelijk de te volgen onder-delen en stappen binnen de behandeling aan. Het is voorts aan te bevelen om in het plan aan te geven aan welke criteria moet zijn voldaan voordat aan de volgende stap in het plan kan worden begon-nen. In bepaalde gevallen kan het nuttig zijn het plan als een soort van overeenkomst door zowel de behandelaar als de cliënt te laten onder-tekenen.

Wanneer het behandelplan besproken is en akkoord bevonden, kan gestart worden met de begeleiding. Tijdens en na de begeleiding zal evaluatie plaatsvinden om te controleren of de ingeslagen weg de juiste is, de doelstelling behaald wordt of reeds behaald is.

MOTIVEREN TOT EEN GEDRAGSVERANDERING

Het veranderen van gedrag is vaak een lastige opgave en vereist over het algemeen een lange adem. Denk maar aan het stoppen met roken of een poging tot afvallen. Gedrag verandert meestal niet plotseling, gedragsverandering kost tijd en moet gefaciliteerd worden. Vaak is het huidige gedrag een manier van denken en handelen die al lange tijd bestaat. Ook de omgeving (zowel privé als werk) is vaak aangepast aan het gedrag.

Als de in stand houdende factoren van het probleem voor de cliënt inzichtelijk zijn gemaakt ontstaat de mogelijkheid om hier verande-ring in aan te brengen. Er bestaan vele modellen en theorieën om inzichtelijk te maken van welke factoren een gedragsverandering af-hankelijk is. De overeenkomst tussen deze modellen is dat gedrags-verandering een dynamisch proces is dat uit een aantal fasen bestaat.

Per model wil het aantal fasen nog wel eens afwijken, maar het principe van gefaseerde verandering wordt door iedereen erkend. Per fase is een specifieke benadering wenselijk om de gedragsverandering te stimuleren.

Bij patiënten met chronische pijn is veel onderzoek gedaan met het transtheoretische model van Prochaska en DiClemente (1984), ook wel 'stages of change model' genoemd. Dit model doet recht aan het procesmatige en tijdrovende karakter van gedragsveranderingen. De insteek van dit model is de mate waarin mensen gemotiveerd zijn om hun gedrag binnen een bepaalde termijn te veranderen. Er zijn verschillende fasen op weg naar (gedrags)verandering te onderscheiden (Dijkstra 2002):

1 Een *voorbeschouwingsfase* (waarin de cliënt zich nog niet bewust is van een probleem en niet overweegt om zijn gedrag te veranderen) ('precontemplation'). Om overgang van voorbeschouwing naar overweging te bevorderen wordt informatie gegeven en moet worden nagegaan wat de cliënt tegenhoudt. De overwegingsfase is bereikt wanneer de cliënt spontaan vragen gaat stellen en informatie gaat verzamelen.

2 Een *overwegingsfase* (waarin men de voor- en nadelen afweegt en overweegt om (binnen zes maanden) het gedrag te veranderen ('contemplation'). In de overgang van overweging naar voorbereiding wordt uitleg gegeven over concreet ander gedrag (bijv. oefeningen doen of tijdcontingente activiteiten opbouwen). Tevens wordt de cliënt begeleid in het ontwikkelen van een concreet plan tot gedragsverandering. De voorbereidingsfase wordt bereikt wanneer de cliënt gemotiveerd is en plannen heeft om zijn gedrag op korte termijn te veranderen.

3 Een *voorbereidingsfase* (waarin men zich voorneemt om – binnen een maand – wat aan het gedrag te doen) ('preparation'). In deze overgang van voorbereiding naar actie dienen mogelijke knelpunten te worden besproken en oplossingen hiervoor te worden gezocht. De actiefase wordt bereikt wanneer de cliënt het gedrag zoals afgesproken gaat uitvoeren. Belangrijk is dan dat het gedrag zo concreet mogelijk dient te zijn beschreven zodat er geen misverstanden kunnen ontstaan.

4 Een *actiefase* (waarin men het nieuwe gedrag vertoont) ('action'). De overgang van actie naar volhouden komt tot stand door het bekrachtigen van het gedrag, het benadrukken van de voordelen op korte of langere termijn en op het voorkomen van terugval.

5 Een *fase van gedragsbehoud* waarin men het nieuwe gedrag (al zes maanden) heeft volgehouden ('maintenance'). De volhoudfase is

bereikt wanneer de cliënt routinematig en adequaat het beoogde gedrag blijft uitvoeren. Als het nieuwe gedrag niet wordt volgehouden, treedt er terugval op, naar een eerdere fase ('relapse').

Het model wordt voorgesteld als een soort draaideur (fig. 2-1). Sommige cliënten doorlopen de fasen sneller dan anderen en sommigen blijven in een bepaalde fase steken. Cliënten kunnen op elke fase het model (de draaideur) binnenkomen of uitgaan. Ook kunnen cliënten terugvallen naar een eerdere fase. Het model maakt duidelijk dat er goed gekeken moet worden naar de fase waarin de individuele cliënt zich bevindt, zodat de interventie/informatie hierop afgestemd kan worden. Onderzoek naar de invloed van de 'stages of change' op het succes van de behandeling bij cliënten met chronische pijn toont aan dat hoe meer cliënten vooraf gemotiveerd zijn des te beter het resultaat van de behandeling (Kerns et al. 1997; Kerns & Rosenberg 2000; Kerns & Habib 2004; Jensen et al. 2003, 2004; Maurischat et al. 2006). Paramedici werken vaak met de stappenreeks *openstaan, begrijpen, willen, kunnen doen en blijven doen* (Balm 2000). In dit stappenmodel zijn eveneens de stappen benoemd die een cliënt doorloopt bij gedragsverandering. Balm beschrijft in zijn boek de noodzakelijke voorwaarden om de stappen te kunnen doorlopen. Deze stappen zijn goed in te bedden in het 'stages of change'-model. Het model 'de stappenreeks' benoemt expliciet de stappen begrijpen, willen en kunnen. Deze stappen spelen met name in de overwegingsfase een rol. Uit onderzoek blijkt dat dit juist de drie factoren zijn die sterk bepalend zijn voor een gedragsverandering (Turk 2002a). In de stappenreeks staan de drie factoren naast elkaar (figuur 2-1). Dit geeft aan dat alle drie even belangrijk zijn en dat alle drie ook aan bod moeten komen bij het inschatten van de motivatie om te veranderen. In figuur 2-1 is de stappenreeks schematisch weergegeven.

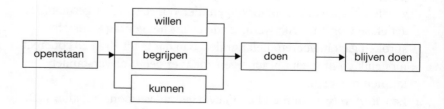

Figuur 2-1 *Schematische weergave van de stappenreeks.*

Graded activity

Inleiding

De uitwerking van graded activity in dit boek is gebaseerd op de historische ontwikkelingen en inzichten rond het begrip 'pijn' tot nu toe, zoals in de vorige hoofdstukken beschreven. Ervaringen uit de praktijk en bevindingen uit wetenschappelijk onderzoek hebben geleid tot de graded activity in zijn huidige vorm. De oorspronkelijke, primair op operante conditioneringsprincipes gebaseerde aanpak is uitgebreid met elementen (gedachten en gevoelens) uit de cognitieve leertheorie. Op basis hiervan is een definitie van graded activity opgesteld:

> Graded activity is een integratieve, gestructureerde behandelvorm, gebaseerd op cognitieve en gedagsmatige leertheorieën gericht op het gradueel opbouwen van activiteiten volgens een tijdcontingent schema, waarbij de cliënt leert zelfstandig zijn activiteitenniveau op te bouwen en te handhaven.

Graded activity verschilt van traditionele oefen- of bewegingstherapie doordat het primair aangrijpt op pijngedrag van de cliënt en bij het ontwerpen van een opbouwschema niet uitgaat van de fysieke trainingsleer. Graded activity richt zich op het verbeteren van het dagelijkse (fysieke) activiteitenniveau van een cliënt in zijn eigen sociale omgeving. De behandeling is niet direct gericht op het veranderen van psychosociale problematiek maar door de behandeling kúnnen ook, als gevolg van verbeteringen in het fysiek functioneren, secundair verbeteringen van emotionele en maatschappelijke aard optreden. Om het dagelijkse fysieke functioneren van een cliënt met chronische pijn te veranderen is aandacht voor disfunctionele gedachten van cliënten over pijn en de gevolgen ervan noodzakelijk. Dergelijke gedachten zijn sterk sturend voor wat een cliënt wel of niet doet, bijvoorbeeld 'pijn is een teken dat er iets kapot is', 'pijn gaat alleen weg als je voldoende rust neemt'. Daarnaast spelen gevoelens als onrust, depressiviteit, boosheid en angst een rol in de wijze waarop een cliënt functioneert met zijn pijn. In de huidige aanpak is een belangrijke plaats ingeruimd voor het inventariseren en bespreken van gedachten van cliënten en het geven van educatie. Het bespreken van gedachten en gevoelens is steeds gekoppeld aan het fysiek bewegen. Educatie alleen leidt echter niet automatisch tot veranderingen in het doen. Juist de cliënt daadwerkelijk laten ervaren wat in de educatie aan bod is gekomen, is ons inziens de belangrijkste factor binnen graded activity. Tijdens het uitvoeren van het opbouwschema om de dagelijkse activiteiten te verbeteren maakt de hulpverlener gebruik van operante leerprincipes (bekrachtiging). Graded activity maakt dus gebruik van cognitief-gedragstherapeutische principes in de context van fysiek bewegen.

De kracht van graded activity, zoals in dit boek beschreven, is de heldere, stapsgewijze aanpak. De cliënt wordt systematisch voorgelicht over deze stappen, over wat er gaat gebeuren tijdens elke stap, wat van cliënt en hulpverlener per stap verwacht wordt en waartoe de stappen leiden: het einddoel. Dit zorgt voor overzicht en controle over het proces bij de cliënt. De cliënt wordt begeleid in de richting van meer eigen verantwoordelijkheid en zelfstandigheid. Het uiteindelijke doel van graded activity is dat de cliënt in staat is de aangeleerde vaardigheden verder uit te breiden en toe te passen in zijn eigen omgeving. De taak van de hulpverlener is hier die van coach. De zelfredzaamheid van de cliënt staat voorop.
Graded activity is dus een systematische en gestructureerde behandelvorm, waarin een aantal stappen te onderscheiden is, stappen die passen binnen het methodisch handelen van diverse paramedische beroepsgroepen. Het gaat om de volgende acht stappen:

1 **probleeminventarisatie;**
2 **probleemanalyse;**
3 **educatie;**
4 **activiteiten kiezen;**
5 **startniveau vaststellen;**
6 **doel en opbouw bepalen;**
7 **opbouwschema uitvoeren;**
8 **generalisatie en evaluatie.**

Een belangrijk verschil met meer traditionele werkwijzen is dat in het begin van de behandelreeks meer tijd besteed wordt aan het inventariseren, analyseren en uitleggen van het probleem en de werkwijze. Inventariseren van in stand houdende factoren en het bespreken ervan (educatie) worden vaak niet gezien als behandeling. Binnen graded activity wordt juist bewust extra tijd besteed aan de probleeminventarisatie en aan het geven van educatie. In brede zin zijn de stappen van graded activity dan ook onder te verdelen in drie fasen: een inventarisatiefase, een educatiefase en een behandel-/generalisatiefase. Bij complexe problematiek, zoals chronische pijn, is een gedegen voorbereiding belangrijk. Het bespreken van het probleem en het geven van educatie zijn belangrijke onderdelen van de behandeling. Als een cliënt niet weet wat er gaat gebeuren en onvoldoende inzicht heeft in de beweegredenen voor het gekozen behandelplan, zal tijdens de behandeling eerder weerstand ontstaan en zal een cliënt sneller afhaken.

In dit hoofdstuk worden de acht stappen in het algemeen beschreven en wordt aangegeven wat per stap doel, inhoud en de specifieke kenmerken zijn. In het tweede deel van dit boek zijn dezelfde stappen vertaald naar de praktijk.

Probleeminventarisatie
Graded activity start met het in kaart brengen van het pijngedrag, de activiteiten van een cliënt en de biopsychosociale factoren die het klachtenpatroon in stand houden. In de inventarisatie kunnen (in willekeurige volgorde) de volgende onderdelen aan bod komen:
- verwijzing;
- eerste kennismaking;
- anamnese;
- inschatten van motivatie;
- lichamelijk onderzoek;
- vragenlijsten, tests, mogelijke andere aanvullende diagnostiek;
- overleg met de huisarts/verwijzer, met echtgenoot/familie of werkgever.

Aan de hand van de hierboven genoemde onderdelen wordt informatie verzameld over de somatische aspecten, de met pijn en behandeling gerelateerde cognities, de (klachtrelevante) emoties, het pijngedrag en de sociale aspecten (privé-, zorg- en werkomgeving) van de pijnklachten (SCEGS-model).

Het woord 'pijngedrag' krijgt al snel de bijklank 'geveinsd' of 'aanstellerij'. Pijngedrag is letterlijk al het gedrag waaruit een ander kan opmaken dat iemand pijn heeft. Pijngedrag kan zijn: 'au!' roepen, medicijnen nemen, een brace dragen, met krukken lopen, moeizaam en gespannen bewegen, over de pijn praten, heel passief of juist overactief zijn, langs de kant gaan zitten, zich terugtrekken, enzovoort. Er zijn grote verschillen in de manier en mate van pijngedrag tussen personen (laat staan tussen culturen). Belangrijk om nogmaals te vermelden is dat (aangeleerd) pijngedrag een onbewust proces is en dat de cliënten dit niet simuleren.

In de context van graded activity betekent pijngedrag vooral 'afname van activiteiten', 'verminderd functioneren' en 'rusten'. De vraag is waarom pijngedrag is ontstaan en waardoor het in stand gehouden wordt. De inventarisatie richt zich dus op 'in stand houdende factoren' of 'bekrachtigers' van het aanwezige pijngedrag. Bij het in kaart brengen hiervan dient men alert te zijn op de context. In welke context (bijv. welke omgeving) treedt welk gedrag op? Verder heeft de aanwezigheid van een hulpverlener invloed op het pijngedrag en dus ook op de mate waarin de cliënt de (ernst van de) pijn verbaliseert. Er bestaat geen standaard pijngedrag, het gedrag is altijd gekoppeld aan de situatie of de omgeving en de daarin aanwezige personen. Let wel: hetzelfde gedrag kan ook gerelateerd zijn aan andere factoren, zoals depressieve gevoelens. Dan is verwijzing naar een psycholoog nodig. Een andere inschatting die gemaakt moet worden is of het pijngedrag functioneel is. Functioneel pijngedrag in de acute fase bij pijnklachten is bijvoorbeeld een houding of beweging om pijnlijke ledematen te ontzien en herstel te bevorderen.

Disfunctioneel pijngedrag is gedrag dat contraproductief werkt en de klachten onderhoudt. Voorbeelden van disfunctioneel gedrag zijn 'disuse' (of 'nonuse') en vermijdingsgedrag. Onder disuse wordt verstaan: een in kwaliteit en/of kwantiteit verminderde of veranderde wijze van bewegen als gevolg van pijnklachten (denk hierbij aan verminderde beweeglijkheid van de onderrug of verminderde extensie van de knie). Nonuse is de uiterste vorm van disuse: bewegingen worden helemaal niet meer uitgevoerd (denk hierbij aan bedrust of het fixeren van gewrichten in een brace) (Verbunt et al. 2003). Vermijdingsgedrag betreft het bewust of onbewust vermijden van specifieke functies of activiteiten.

Vermijden kan zich op verschillende manieren uiten: cliënten kunnen bewegingen vermijden (niet meer boven mijn hoofd kunnen reiken, niet meer vooroverbuigen), situaties vermijden (niet meer fietsen over hobbelige weggetjes, niet meer iets in de auto tillen) of activiteiten vermijden (werk, sport). Vermijden kan dus heel generiek voorkomen maar zich ook heel specifiek toespitsen op een aantal situaties of bewegingen. Vermijden wordt in het operante model gezien als een negatieve bekrachtiger van pijngedrag. Omgevingsfactoren spelen bij deze processen van vermijdingsgedrag een belangrijke rol in zowel negatieve bekrachtiging (een onplezierige situatie kunnen ontwijken) als positieve bekrachtiging (aandacht voor de persoon).

Probleemanalyse

In de probleemanalysefase wordt de verzamelde informatie geordend en geanalyseerd met als doel een overwogen en gefundeerd verklaringsmodel, uitleg en behandelplan. In de probleemanalyse wordt bekeken welke factoren een rol spelen bij het in stand houden van het pijnprobleem en in welke mate de diverse factoren beïnvloed kunnen worden door de hulpverlener. Binnen graded activity beoordeelt de hulpverlener de bijdrage van stoornissen in functies, bewegingsbelemmerende gedachten en gevoelens en operante omgevingsfactoren gerelateerd aan het fysiek disfunctioneren. Dit onderscheid is niet altijd even gemakkelijk te maken. Psychosociale factoren als pijn, stress, depressieve gevoelens en motivatie oefenen invloed uit op wat cliënten rapporteren en op uitslagen van lichamelijke tests (Kaplan et al. 1996). Behalve de in stand houdende factoren is het inschatten van de motivatie voor gedragsverandering cruciaal in de analyse. Motivatie is voor een gedragsmatige behandeling bepalend voor het uiteindelijke succes. De vraag is dus of een cliënt openstaat voor een gradedactivitybehandeling, of de cliënt begrijpt welke factoren allemaal bijdragen aan zijn pijnprobleem en de inschatting in hoeverre de cliënt wil en kan veranderen (conform model 'de stappenreeks'). Op basis van deze inschatting is de invulling van de vervolgstap gebaseerd.

Educatie

Educatie is gericht op het faciliteren van de bereidheid tot gedragsverandering. Simpeler gezegd: de cliënt moet ervan overtuigd raken dat een aanpak gericht op het verbeteren van de dagelijkse activiteiten ongeacht de pijn zinvol en realiseerbaar is. Educatie vraagt een aanpak op maat. Educatie sluit aan bij het verhaal van de cliënt en de fase van gedragsverandering waarin de cliënt zich bevindt. Educatie is bij een cliënt die niet openstaat voor verbetering van zijn functioneren anders dan bij een cliënt die daar wel voor openstaat. Daarnaast is het meestal noodzakelijk om het inzicht van de cliënt in zijn eigen pijnprobleem te verruimen. De cliënt moet zich gaan richten op het veranderen van de (negatieve) gevolgen die zijn opgetreden als gevolg van de pijn en niet alleen gefixeerd blijven op de mogelijke oorzaak. Daarnaast zal een cliënt moeten er- en herkenen dat bepaalde psychosociale factoren een rol spelen bij het in stand blijven van de klachten. Een belangrijke motiverende factor is natuurlijk de winst die behaald kan worden met graded activity. Is deze winst voor een cliënt op een gegeven moment voldoende belangrijk en is de cliënt bereid zich hiervoor in te spannen, dan is de educatie geslaagd. Het uiteindelijke resultaat van educatie is een gezamenlijk gedragen verklaringsmodel voor pijn en de gevolgen van pijn. Educatie vraagt specifieke communicatieve en didactische vaardigheden van de hulpverlener. Uitleggen waarom iemand pijn voelt zonder dat een lichamelijke oorzaak gevonden wordt, is niet gemakkelijk. In stap 3 van hoofdstuk 5 wordt dit uitvoerig besproken.

Activiteiten kiezen
Belangrijk voor de motivatie van een cliënt om te kiezen voor graded activity is dus de winst die de behandeling kan opleveren. Nadat het verklaringsmodel is opgesteld moet in deze stap de cliënt de voor hem belangrijkste activiteiten gaan kiezen waarop de behandeling zich gaat richten. Dit kunnen activiteiten zijn in de verschillende domeinen van het dagelijks functioneren: ADL, werk, huishoudelijke activiteiten, vrije tijd en sport die de cliënt zelf bepaalt. Essentieel is wel dat het activiteiten zijn uit het dagelijks leven van de cliënt – dus niet tien minuten op de loopband kunnen lopen.
De hulpverlener moet met de cliënt op zoek gaan naar waardevolle, zinvolle activiteiten. Het kan iets zijn op fysiek vlak, of bijdragen aan de invulling van de rol als echtgenoot, vader of werknemer. Indien de activiteit (meer) zin geeft aan het leven van de cliënt is de kans op volhouden op langere termijn, en dus op gedragsverandering, groter. Een valkuil is dat de cliënt soms moeilijk tot een keuze van zinvolle doelen of activiteiten kan komen en dan de beslissing bij de hulp-verlener probeert te leggen. De hulpverlener kan de cliënt wel helpen door voor- en nadelen te noemen van eventuele keuzes. Belangrijk is dat de cliënt voldoende tijd krijgt om deze keuzes te maken. Dit betekent veelal dat het maken van keuzes niet afgerond kan worden tijdens het eerste consult. Het gaat er tenslotte om dat de cliënt de voor hem meest waardevolle activiteiten kiest. Dit draagt bij aan de motivatie en aan de therapietrouw op korte en lange termijn. Vooral het laatste is van belang. Afhankelijk van het activiteitenpatroon van de cliënt kunnen meerdere activiteiten gekozen worden die tegelij-kertijd opgebouwd kunnen worden. Een belangrijke afweging bij deze

keuze is de haalbaarheid binnen het totaal aan activiteiten van de cliënt.

Startniveau vaststellen

Als de patiënt een keuze in activiteiten gemaakt heeft kunnen concrete doelen worden opgesteld. Wat precies wil de cliënt weer kunnen? Hoe ver? Hoelang? Onder welke omstandigheden moeten de activiteiten uitgevoerd kunnen worden? Om te bepalen of reële en haalbare doelen gesteld kunnen worden is inzicht vereist in het huidige niveau van functioneren. Wat kan de cliënt nu? Dit kan op twee manieren. De cliënt kan gevraagd worden om in te schatten wat hij zelf denkt te kunnen, welk niveau van oefeningen goed is uit te voeren, of er kan – de tweede manier – een basislijn bepaald worden.

Bij het vaststellen van de basislijn krijgt de cliënt de opdracht om de gekozen activiteit of beweging uit te voeren zo vaak of zo lang als hij gezien de pijn kan (pijncontingent). De cliënt kan zelf bepalen wanneer hij stopt. De cliënt noteert dan iedere keer de duur, de afstand of het aantal herhalingen. Om een goede basislijn vast te stellen zijn meerdere meetmomenten nodig (± 3-5). Het activiteitenniveau van de cliënt is immers vaak wisselend. Aan de hand van de basisgegevens wordt het startniveau van de behandeling bepaald. Eerst wordt een gemiddelde berekend van alle keren dat de activiteit is uitgevoerd. Dit gemiddelde, de basislijn, is het uitgangspunt om samen met de patiënt het startniveau vast te stellen.

Doel en opbouw bepalen

Met als uitgangspunt het niveau dat de cliënt zelf heeft aangegeven óf de basislijnmeting wordt, samen met de cliënt, het startniveau van de opbouw bepaald. In de regel is het gewenst om de opbouw enigszins ónder het basisniveau te starten. Dit vergroot de kans dat de eerste behandelingen succes opleveren (bekrachtiging). Vervolgens wordt een opbouw in de tijd afgesproken om binnen het aantal ter beschikking staande behandelsessies het gestelde doel te kunnen bereiken. Mochten het basisniveau en het einddoel ver uit elkaar liggen dan is het bepalen van een tussendoel noodzakelijk. De cliënt stelt zelf zijn eigen opbouwschema op. Dit is vaak een lastig proces, waarin de hulpverlener de cliënt begeleidt, zodat een reële opbouw en haalbare doelen worden vastgesteld. Recent onderzoek heeft aangetoond dat cliënten die zelf hun opbouwschema maakten op langere termijn succesvoller waren dan cliënten voor wie de hulpverlener het opbouwschema samenstelde (Veenhof et al. 2006a).

Het is handig om aan het eind van deze stap alle gemaakte afspraken nog eens samen te vatten en op papier te zetten. Bijvoorbeeld: het doel van de behandeling, de conclusies uit de educatie, de gemaakte afspraken per activiteit/oefening, het verschil tussen de pijncontingente basislijnmeting en de tijdcontingente opbouw, en hoe om te gaan met te verwachten problemen tijdens de opbouw (zoals pijntoename).

> **Samenvatting inventarisatiefase**
> - Anamnese/lichamelijk onderzoek: factoren die het huidige pijngedrag in stand houden bepalen.
> - Educatie: gevolgen en in stand houdende factoren met de cliënt in kaart brengen en bespreken.
> - Keuze van activiteiten en oefeningen waarop het programma zich zal richten.
> - Voor iedere activiteit/oefening het startniveau bepalen, doelen vaststellen en afspraken maken over de opbouw.

Opbouwschema uitvoeren

De inventarisatiefase en de educatiefase zijn nu afgerond en de behandelfase vangt aan. Tot nu toe was er sprake van een pijngerichte aanpak. Tijdens de behandelfase is er een duidelijke omslag. De aanpak wordt nu tijdcontingent. Dit houdt in dat de cliënt nu het opbouwschema uitvoert, op basis van de hierover gemaakte afspraken; de pijn is niet langer de basis van zijn handelen.

Belangrijk is dat de hulpverlener dit tijdcontingente werken naar de cliënt benadrukt als het middel om ondanks de pijn vooruitgang te boeken. Kenmerk van de uitvoeringsfase is het realiseren van de afgesproken doelen. Hierbij wordt gewerkt volgens gedragsmatige principes. Bij het werken volgens deze principes wordt 'gezond' gedrag (vastgelegd in de afspraken) bekrachtigd en pijngedrag uitgedoofd. Hiervoor past de hulpverlener technieken toe uit de operante (gedragsmatige) behandeling. Enkele van deze technieken, zoals positieve bekrachtiging, successieve approximatie, uitdoving (extinctie) van pijngedrag en 'shaping' worden hierna besproken.

POSITIEVE BEKRACHTIGING

Tijdens de behandelfase wordt veel gebruik gemaakt van positieve bekrachtiging van gezond gedrag. Bekrachtigers kunnen verbaal (compliment, belangstellend praatje enz.) en non-verbaal (schouderklopje, gebaar enz.) van aard zijn. Bekrachtigers zijn voor iedereen verschillend. Iemand moet zelf de positieve effecten van het nieuwe, 'gezonde', gedrag gaan ervaren. Het opbouwschema bestaat uit een aantal stappen; stap voor stap wordt naar het einddoel toegewerkt. Met successieve approximatie wordt bedoeld dat de weg naar het einddoel onderverdeeld wordt in kleinere tussenstappen. Elke tussenstap moet bij het bereiken ervan bekrachtigd worden. Dus iedere vooruitgang, hoe klein ook, is van belang in het aanleren van gedrag. Bekrachtiging is hierbij wederom het middel. Grafieken waarin de cliënt zelf zijn vorderingen bijhoudt zijn een uitstekend hulpmiddel bij bekrachtiging: daarmee wordt de concrete vooruitgang gevisualiseerd. Tevens kunnen de cliënt en zijn omgeving zien hoe ver het (sub)doel nog verwijderd is.

Verder zijn werkbesprekingen belangrijk; daarin kan feedback gegeven worden op vooruitgang en educatie herhaald worden.

UITDOVING (EXTINCTIE) VAN PIJNGEDRAG

Graded activity wordt vaak geassocieerd met het negeren van pijngedrag. Door pijngedrag te negeren zou het langzaam uitdoven en zou de cliënt actiever worden. Dit is een onjuiste voorstelling van zaken. Het positief bekrachtigen van gewenst gedrag is het belangrijkste middel. Dit betekent aandacht geven aan de cliënt als persoon en aan de opbouw van activiteiten. Als in de behandelfase de meeste aandacht uitgaat naar dit gewenste gedrag wordt automatisch minder aandacht geschonken aan het pijngedrag. Door het uitblijven van aandacht en bekrachtiging zal het pijngedrag geleidelijk afnemen. In de operante theorie wordt dit beschreven als uitdoving of extinctie van pijngedrag. Dit zal niet meteen aan het begin van de opbouwfase gebeuren. Aanvankelijk zal het pijngedrag zelfs toenemen; volgens de operante theorie wordt dit verklaard door het uitblijven van aandacht voor het pijngedrag.

Negeren van pijngedrag is alleen mogelijk als de cliënt weet dat de hulpverlener de pijn erkent en de cliënt serieus benadert.

SHAPING

Soms wil een cliënt iets bereiken wat op dat moment nog niet mogelijk is. Shaping is een techniek die geëigend is voor nieuw aan te leren vaardigheden. Als een vaardigheid nog te complex is voor de cliënt om volledig uit te voeren deelt men de vaardigheid op in kleinere, wel uitvoerbare, stukjes. Uitgangspunt hierbij is dat de cliënt in principe in staat moet zijn de activiteiten uiteindelijk daadwerkelijk en volledig uit te voeren. De cliënt is de vaardigheid 'verleerd' als gevolg van zijn vermijdingsgedrag. In hoofdstuk 5 is een voorbeeld van een shapingprogramma uitgewerkt.

Generalisatie en evaluatie

Tijdens de behandelfase leert de cliënt nieuwe vaardigheden, verwerft hij nieuwe inzichten en wordt het activiteitenniveau van zijn dagelijks functioneren opgebouwd. Het is echter niet voldoende dat deze veranderingen zich afspelen binnen de therapeutische setting. Uiteindelijk gaat het erom dat de cliënt het geleerde gaat toepassen in de dagelijkse praktijk en daar zijn doelen bereikt. Dit proces wordt aangeduid met de term 'generalisatie'. Generalisatie is een wezenlijk onderdeel van graded activity en begint feitelijk bij de start van de behandeling; het is een continu proces zolang de samenwerking tussen hulpverlener en cliënt duurt met als gemeenschappelijk streven dat de cliënt zelfstandig kan omgaan met pijn en de gevolgen daarvan voor het dagelijks functioneren. Generalisatie bepaalt in welke mate de behandeling uiteindelijk is aangeslagen.

Generalisatie betekent loslaten; cliënt en hulpverlener maken tijdcontingente afspraken over hoe de cliënt in zijn eigen dagelijkse omgeving zijn activiteiten gaat uitvoeren. Dit betekent dat de frequentie van de behandelingen omlaag gaat en er steeds meer tijd tussen de behandelingen in komt te liggen. Spreek als hulpverlener met de cliënt af hoe hij zijn doelen gaat bereiken en ga zo nodig eens samen met de cliënt boodschappen doen (een mooie beloning) of andere doelgerichte activiteiten ondernemen.

Generalisatie is geslaagd als de cliënt in staat is de geleerde vaardigheden, de veranderde inzichten en het bereikte functionele niveau in de tijd weet te handhaven. Daarbij heeft de reactie van onder andere de partner grote invloed op het (pijn)gedrag van de cliënt. Vanuit dit oogpunt is het essentieel om de directe omgeving van de cliënt te betrekken bij de behandeling en de rol die de omgeving speelt te bespreken. Het betrekken van de partner en eventueel belangrijke anderen bij de behandelfase is een onderdeel van veel gedragsgeoriënteerde behandelprogramma's. Partnerinstructie is een wezenlijke voorwaarde voor generalisatie en mag, zeker bij meer complexe pijnproblematiek, niet ontbreken in het behandelprogramma.

Samenvatting behandelfase
- Therapeutisch middel: positieve bekrachtiging van gezond gedrag/opbouw.
- Extinctie (uitdoving) van pijngedrag door minder aandacht voor pijn en meer aandacht voor actief zijn.
- Tijdcontingent functioneren in plaats van pijncontingent.

SELECTIECRITERIA

Zoals we in de inleiding van dit boek hebben opgemerkt is graded activity niet de panacee voor alle klachten. Heel duidelijke criteria voor wie de aanpak het meest geschikt is bestaan (nog) niet. Onderzoek naar zinvolle subgroepen cliënten is lopende. Hieronder staat een aantal kenmerken van cliënten voor wie graded activity geschikt zou kunnen zijn:

- Afname van het activiteitenniveau van de cliënt; graded activity is immers primair gericht op een toename van activiteiten. Maar wanneer spreek je van 'verminderd activiteitenniveau'? Vaak is er een discrepantie tussen wat een cliënt aangeeft te kunnen en wat hij zou moeten kunnen op basis van anamnese en lichamelijk onderzoek. Juist als er sprake is van discrepanties in het gedrag van de cliënt lijkt graded activity geschikt.
- Sterk gefocust zijn op de oorzaak van de pijn en daardoor geen oog hebben voor de negatieve gevolgen van het huidige gedrag.
- Aangeven niet te weten hoe met de klachten om te gaan. De gestructureerde, stapsgewijze aanpak van graded activity leert dan weer grip te krijgen op het doen en laten.
- Disfunctionele opvattingen over pijn en bewegen, denken dat rust of zichzelf ontzien de beste manieren zijn om de pijn te laten verdwijnen.
- Gering vertrouwen in het eigen kunnen en een gering gevoel van controle over de eigen situatie.
- Disuse of nonuse van één of meer ledematen of specifieke beperkingen, bijvoorbeeld in sport of werk.

Natuurlijk zijn er ook criteria op te stellen waarbij graded activity niet toegepast moet worden als monodisciplinaire behandeling. Dit zijn:
- psychopathologie (zie de oranje vlaggen);
- gezins- of relatieproblematiek;
- ziektewinst.

Effectiviteit van graded activity

In het tijdperk van de 'evidence based practice' waarin we momenteel leven is het onderbouwen van graded activity noodzakelijk. Het voert te ver om in dit boek een volledig overzicht en/of een systematische review uit te voeren. We willen een algemeen overzicht geven van de stand van zaken, de resultaten van experimentele studies, de rol van de partner en effectstudies.

EXPERIMENTELE STUDIES

De basis van graded activity wordt gevormd door de operante leertheorie. De fundamentele vraag is of pijn(gedrag) inderdaad kan
worden 'aangeleerd', zoals Fordyce stelt. In de loop der jaren zijn
diverse experimentele studies uitgevoerd bij voornamelijk gezonde
proefpersonen (Linton & Götestam 1985; Lousberg et al. 1996; Flor et
al. 2002; Jolliffe & Nicholas 2004). De opzet van deze studies was
steeds vergelijkbaar. Telkens kregen de proefpersonen een pijnprikkel
(in de vorm van warmte/koude of elektriciteit) toegediend. De proef-
persoon werd gevraagd om de ernst van de pijn te scoren. Tijdens het
scoren van de pijnprikkels kregen de proefpersonen feedback, in de
vorm van beloning of straf. De aard van de beloning was gericht op het
verhogen of verlagen van de pijnscores. De proefpersonen kregen te
horen dat de pijnprikkels in sterkte zouden variëren. In werkelijkheid
echter bleef de ernst van de prikkel steeds gelijk of nam deze zelfs
geleidelijk af. In de diverse experimenten bleek dat het mogelijk was
om de pijnscores van de proefpersonen in de gewenste richting te
'conditioneren'. Opvallend was dat de proefpersonen die na afloop van
het experiment werden bijgepraat over de werkelijke proef, verbaasd
aangaven toch duidelijk meer pijn te hebben gevoeld. Slechts in één
studie (Flor et al. 2002) werd een dergelijk experiment ook uitgevoerd
bij mensen met lagerugklachten. De resultaten waren hetzelfde. Wel
was opvallend dat na afloop van het experiment de geconditioneerde
pijntoename bij patiënten langzamer uitdoofde dan bij gezonde
proefpersonen. Dit geeft aan dat eenmaal ontstane (chronische) pijn
moeilijker verdwijnt.

Belangrijk om te vermelden is dat de resultaten in alle studies grote
individuele verschillen lieten zien. Blijkbaar is de een gevoeliger voor
dit soort leren dan de ander. Operante factoren kunnen dus aanwezig
zijn bij chronische pijn, maar de mate waarin kan sterk variëren.

Ook de invloed van cognities op pijn zijn uitgebreid onderzocht in
experimentele en klinische studies. In een testopstelling kregen ge-
blindeerde proefpersonen een koude of hete staaf in hun nek gelegd,
met of zonder een verbale uitleg. Bij de als zodanig aangekondigde
'heel hete staaf' in de nek was het resultaat dat de proefpersonen
terwijl de staaf in werkelijkheid níet heet was veel meer pijn rappor-
teerden dan wanneer vooraf géén informatie was gegeven (Arntz &
Claassens 2004). In placebostudies wordt eveneens veelal via de gedachten van cliënten gewerkt. Het geloven of vertrouwen hebben in
een behandeling is een essentiële succesfactor. Ook in studies naar de
rol van suggestie werden cognities beïnvloed. Zo werd proefpersonen
gezegd dat ze een hete munt op hun arm kregen. Een deel van de

proefpersonen kreeg daadwerkelijk verbrandingsverschijnselen – van een munt die helemaal niet heet was. Deze experimenten tonen aan dat betekenistoekenning (cognities) dus invloed heeft op het optreden van lichamelijke reacties en gewaarwordingen zoals onder andere pijn.

DE ROL VAN DE PARTNER

Belonen of bestraffen vindt natuurlijk het meest plaats door mensen in de directe omgeving van de cliënt. Logischerwijs het meest door de partner. Veel onderzoekers hebben dan ook gekeken naar de rol van de partner bij het in stand blijven van pijn (Block et al. 1980; Flor et al. 1987, 1989; Romano et al. 1995). De algemene conclusie van deze studies is dat een (over)bezorgde partner in het algemeen bijdraagt aan meer pijngedrag. De cliënt met een (over)bezorgde partner rapporteert meestal ernstigere pijn en laat een grotere afname van het activiteitenniveau zien (Lousberg et al. 1992, McRacken, 2005). Aangezien het cross-sectionele studies betreft mogen hier geen harde conclusies over oorzaak en gevolg aan verbonden worden. De resultaten duiden wel in de richting van een operante beïnvloeding en geven ook aan dat het betrekken van de partner (zeker de bezorgde) zinvol kan zijn. De meerwaarde van het betrekken van de partner bij de behandeling van patiënten met artrose van de knie is aangetoond (Keefe et al. 2004).

EFFECTSTUDIES

Fordyce et al. (1986) voerden een gecontroleerde studie uit onder huisartsen met cliënten met acute pijn. De ene groep huisartsen schreef tijdcontingente pijnbestrijding voor (de klok rond op vaste tijden), de andere pijncontingente ('neem een pil als je pijn hebt'); de verschillen waren duidelijk. De pijncontingente groep slikte aanzienlijk meer medicijnen.

Effectstudies op het gebied van de gedragsgeoriënteerde behandeling zijn met name uitgevoerd bij patiënten met (chronische) lagerugklachten of chronische pijn in het algemeen.

Een groot aantal systematische reviews van wetenschappelijk onderzoek is gepubliceerd van diverse heterogene pijnpopulaties (Cohen et al. 1989; Flor et al. 1992; Morley et al. 1999), patiënten met chronische lagerugklachten (Van Tulder et al. 2000; Guzmán et al. 2002), fibromyalgie en myofasciale pijn (Karjalainen et al. 1999), nekpijn en schouderpijn (Karjalainen et al. 2000, 2001).

De overall-conclusies van deze reviews zijn dat multidisciplinaire behandelingen effectief zijn in het verminderen van pijn, het verbeteren van activiteiten en participatie en algemeen welbevinden. Op diverse terreinen (chronische nek- en schouderklachten) zijn echter nog onvoldoende kwalitatief goede studies uitgevoerd om conclusies te kunnen trekken (Karjalainen et al.2001).

Veelal bestaat behandeling uit een combinatie van verschillende gedragstherapeutische methoden, al dan niet aangevuld met andere therapievormen (medicatie en oefentherapie) (Van Tulder et al. 2000). De meeste programma's maken gebruik van een combinatie van somatische, cognitieve en/of gedragsmatige behandelstrategieën. Er kunnen dus geen concrete uitspraken worden gedaan welke behandelonderdelen of combinaties van behandelingen het meest effectief zijn. De meerwaarde van cognitief-gedragsmatige aspecten in relatie tot puur fysiek gerichte trainingsprogramma's wordt nog eens extra aangehaald (Schonstein et al. 2003).

Graded activity is vaak een belangrijk onderdeel van dergelijke programma's. Maar omdat een programma meestal bestaat uit meerdere onderdelen is niet te zeggen welk onderdeel nu zorgt voor het effect. Er is bewijs dat programma's voor functionele revalidatie ('restoration') die gebaseerd zijn op graded activity langetermijneffecten hebben op onder andere arbeid en sociale factoren. De gehanteerde principes binnen deze programma's blijken dus wel effectief.

In een recente meta-analyse wordt geconcludeerd dat oefentherapie een klein effect heeft op het verminderen van pijn en het verbeteren van het fysiek functioneren bij cliënten met chronische lage rugpijn; er is enig bewijs voorhanden dat graded activity bij mensen met subacute lage rugpijn positieve effecten heeft op arbeidsverzuim (Hayden 2005).

Graded activity is echter ook in min of meer monodisciplinaire uitvoeringen onderzocht op effectiviteit.

Het eerste onderzoek in deze reeks was de studie van Lindstrom et al. (1992) naar de effecten van een graded-activitybehandeling bij mensen met lagerugklachten, gericht op vermindering van ziekteverzuim bij autofabriek Volvo. De graded-activitybehandeling bestond uit voorlichting/educatie, een oefenprogramma gebaseerd op operante leerprincipes en een werkplekbezoek en -advies. Deze aanpak leidde tot een duidelijke vermindering van ziekteverzuim en een verbetering van de beweeglijkheid, kracht en algehele conditie, in vergelijking tot gebruikelijke zorg ('usual care'). In Nederland hebben Staal et al. (2004) een soortgelijk onderzoek uitgevoerd bij luchtvaartmaatschappij KLM. Ook hier had graded activity een positief effect op de werkhervatting van medewerkers met rugklachten.

Een ander onderzoek naar het effect op werkhervatting van onder meer graded activity door Steenstra et al. (2006), een onderzoek aangestuurd vanuit bedrijfsgeneeskundige diensten, liet echter geen effecten zien van graded activity.

Vergelijken we deze drie studies dan valt op dat de studies van Lindstrom en Staal binnen de bedrijfsgeneeskundige dienst van één bedrijf zijn uitgevoerd. Er was sprake van een duidelijke afstemming in beleid tussen de bedrijfsarts en de graded-activitybehandelaar die eveneens in het bedrijf werkzaam was. De studie van Steenstra had betrekking op meerdere bedrijven, meerdere bedrijfsgeneeskundige diensten en meerdere, verschillende aanbieders van graded activity.

Een goede samenwerking en afstemming tussen hulpverleners is ons inziens essentieel voor het succes van graded activity. Het verschil in resultaat tussen deze studies kan mogelijk hierdoor verklaard worden.

Daarnaast is bij diverse aandoeningen van het bewegingsapparaat, zoals lage rugpijn (George et al. 2003), schouderpijn (Geraets et al. 2006), nekpijn (Pool et al. 2005), postoperatieve herniapatiënten (Ostelo et al. 2003) en artrose van heup en/of knie (Veenhof 2006b) onderzoek gedaan naar graded activity, voornamelijk uitgevoerd door fysiotherapeuten. Graded activity is in deze studies meestal vergeleken met 'usual care breed' of 'usual care fysiotherapie of manuele therapie'.

In het algemeen zijn de resultaten in al deze studies, zeker op lange termijn, in het voordeel van graded activity. De verschillen zijn echter klein en alleen bij de studies naar schouderklachten en nekklachten ook statistisch significant in het voordeel van graded activity.

Welke conclusies mogen we dan trekken? Zijn de resultaten van graded activity nu wel of niet positief? Een aantal opmerkingen bij de resultaten is zinvol voor een oordeel over de effecten.

1 Op de eerste plaats geven de onderzoekers achteraf aan dat graded activity niet gemakkelijk is uit te voeren door nog vrij onervaren fysiotherapeuten. In vrijwel alle studies geven de onderzoekers aan dat de uitvoering van graded activity niet optimaal is geweest. De hulpverleners waren wel getraind (meestal twee dagen scholing en een terugkombijeenkomst) maar gaven aan een aantal elementen niet uit te (kunnen) voeren conform het protocol. Veenhof concludeert op basis van kwalitatieve analyses van de behandelinhoud dat juist die cliënten die zelfstandig hun eigen programma hadden moeten opstellen het succesvolst waren. Veel hulpverleners namen dit de cliënt echter uit handen.

2 Samenwerking met de verwijzer was bij de meeste studies onvoldoende uitgewerkt. Afstemming tussen de visie van de verwijzer en die van de graded-activitytherapeut had geen aandacht. Afspraken over nazorg en dergelijke werden niet of nauwelijks gemaakt. De verschillen in resultaten tussen de studies van Lindstrom en Staal enerzijds en de studie van Steenstra anderzijds tonen aan dat dit wel van belang kan zijn.

3 De selectiecriteria voor deelname aan de studies waren breed. Er was (nog) onvoldoende kennis van specifieke subgroepen en de bereidheid tot gedragsverandering.

4 Wederom in deelanalyses van de studie van Veenhof werd geconcludeerd dat cliënten met een grote afname in het activiteitenniveau degenen waren die meer succes boekten met graded activity dan met 'usual care'. Ook cliënten met een laag gevoel van controle over hun klachten deden het beter met graded activity. In de studie van Geraets hadden cliënten bij wie de pijn constant bleef op termijn meer baat bij graded activity. George c.s. ten slotte vonden dat cliënten met meer vreesvermijdende cognities meer baat hadden bij graded activity.

5 Een andere constatering in diverse studies was ook dat 'usual care' fysiotherapie meer en meer verandert. De op stoornissen in functies gerichte aanpak maakt geleidelijk plaats voor het trainen van dagelijkse activiteiten. In richtlijnen wordt dit geadviseerd, evenals om bij chronische aandoeningen gedragsmatige principes als tijdcontingent werken toe te passen. Hierdoor wordt het verschil met graded activity natuurlijk kleiner en dit kan de geringe verschillen in uitkomsten mede verklaren.

6 Ten slotte kunnen we de resultaten van de studies ook bekijken vanuit de kant van de 'usual care'. Binnen de usual care werden diverse behandeltechnieken gebruikt om de pijn te verminderen. Desondanks was het effect op de ernst van de pijn niet groter dan dat van graded activity, waarbij pijnvermindering geen direct aangrijpingspunt is. Men kan zich dus ook afvragen wat de (meer)waarde van een pijngerichte benadering is bij aspecifieke pijnklachten!

Het wetenschappelijk bewijs voor graded activity is dus nog beperkt. Doorontwikkeling is en blijft noodzakelijk. Met name de rol van educatie, afgestemd op fasen van gedragsverandering lijkt belangrijk. Onderzoek naar het werkingsmechanisme laat namelijk zien dat het bijstellen van disfunctionele opvattingen (o.a. catastroferen) een belangrijke factor is voor succes (Smeets 2006a; Mannion et al. 2001). Bij mensen met een verhoogde mate van bewegingsangst hebben patiënteducatie gericht op geruststelling en het oppakken van activiteiten een positieve invloed op pijngerelateerde angst en catastroferende gedachten; door het werkelijk ervaren dat de vrees onterecht was (exposure in vivo) verbeterden de relevante dagelijkse activiteiten. De combinatie van educatie en laten ervaren door doen, is een krachtig middel (Leeuw 2007).

Het is duidelijk dat nader onderzoek noodzakelijk blijft, met extra aandacht voor de training van hulpverleners in graded activity, voor afstemming en samenwerking met andere hulpverleners en selectie-criteria.

Ter illustratie bevat dit boek een groot aantal klinische voorbeelden. Hiervoor hebben we twee volledig beschreven casussen opgenomen, die de rode draad vormen in het praktijkgedeelte van dit boek.

Casus 1: Ineke

Verwijzing naar de fysiotherapeut

Mevrouw I.K., geb. 20-07-1970. Chronische aspecifieke lage rugpijn. Klachten sinds 1 jaar. Aanvullende diagnostiek: behoudens geringe discusversmalling L4-5 geen afwijkingen op de röntgenfoto's. Bloedonderzoek negatief op reumatische factoren en bezinking.

In toenemende mate disfunctioneren. Graag uw reactiverende beleid.

Ontstaan van de klachten

'De klachten zijn ruim een jaar geleden begonnen terwijl ik in de tuin werkte. Ik was aan het spitten om een plant te poten en toen voelde ik een plotse, hevige steek laag in mijn rug. Daarna kon ik niet anders dan enige tijd zo krom en voorovergebogen blijven staan om daarna, meer kruipend dan lopend, naar binnen te gaan en op bed te gaan liggen. De pijn was zo hevig dat ik 24 uur bedrust heb moeten houden en alleen uit bed kon komen om naar de wc te gaan. Na verloop van tijd kwam ik steeds meer uit bed om wat te lopen en lichte activiteiten in het huishouden te doen. Omdat de pijn na twee dagen nog steeds zo hevig was ben ik naar de huisarts gegaan.'

Verloop van de pijn en (para)medische voorgeschiedenis

'De huisarts onderzocht mij en constateerde dat er geen aanwijzingen waren voor een hernia en gaf mij met de diagnose 'spit''

het advies het een paar dagen rustig aan te doen om daarna, als
de pijn verdwenen zou zijn, geleidelijk aan mijn activiteiten weer
op te pakken. Daarbij schreef hij mij diclofenac voor. De pijn
verdween echter niet, nam weliswaar wat af maar bleef nog
steeds duidelijk en hinderlijk aanwezig; een doffe zeurende pijn
in de lage rug met uitstraling naar de achterkant van de rechter
bil en het bovenbeen.
Toen de klachten na twee weken nog steeds niet verdwenen
waren ging ik terug naar de huisarts. Deze deed nogmaals lichamelijk onderzoek en had dezelfde boodschap als de vorige
keer: 'geen aanwijzingen voor een hernia'. Op mijn aandringen –
er moest tenslotte toch iets te vinden zijn wat mijn pijn kon
verklaren – werden röntgenfoto's gemaakt en werd bloedonderzoek verricht. Behalve lichte slijtage van een tussenwervelschijf
kwam er niets uit deze onderzoeken.
Hierop volgde een periode van een jaar met verschillende therapieën (fysiotherapie, manuele therapie, osteopathie en zenuw-
blokkades) die geen van alle het gewenste resultaat hadden (dat
ik van de pijn af zou komen om weer te kunnen doen wat ik
voorheen deed). Een second opinion van een orthopeed, bijna
een jaar na het ontstaan van de klachten, leverde evenmin iets op.
De orthopeed kon geen afwijkingen vinden die mijn klachten
konden verklaren en gaf mij te kennen: 'Je moet ermee leren
leven.'
Door de pijn die maar niet verdwijnt kan ik steeds minder. Mijn
man moet mij steeds meer helpen in het huishouden. Daarnaast
heb ik een paar hobby's, stijldansen en tuinieren, moeten opge-
ven. Ik onderneem ook steeds minder met de kinderen; naar
school brengen, naar de speeltuin, met ze spelen, stoeien,
zwemmen; het lukt allemaal steeds minder.
Omdat geen enkele therapie hielp en ik steeds verder achteruit-
ging, steeds minder kon, heeft de huisarts mij doorgestuurd naar
de fysiotherapeut, met de bedoeling te kijken of er iets gedaan
kon worden aan mijn lichamelijke conditie, ondanks de pijn.

Gedrag
Vanwege de pijn ben ik steeds minder gaan doen. Mijn huishouden doe ik zo veel mogelijk op goede dagen en op slechte
dagen kijk ik wel wat ik kan. Stijldansen, mijn grote hobby, lukt
helemaal niet meer, daar heb ik mee moeten stoppen een paar

maanden geleden. Ook tuinieren, waarbij ik me altijd goed kon ontspannen, doe ik nu bijna niet meer. Ik onderneem ook steeds minder met mijn gezin, de kinderen. Een dagje met ze uit naar bijvoorbeeld de Efteling, met ze wandelen, fietsen; ik doe het allemaal steeds minder omdat de pijn toeneemt na dergelijke activiteiten. Wat mijn man en ik erg missen is het stijldansen, maar dat lukt helemaal niet meer.

Mijn vrijwilligerswerk in het zorgcentrum heb ik moeten opzeggen. Ik wandelde met de rolstoelafhankelijke bewoners en begeleidde ze op uitstapjes. Ook dat kan ik niet meer.

En dingen als een avondje op stap met mijn man en vrienden, naar de bioscoop of naar het theater doe ik nu bijna niet meer. Ik houd dat lange zitten of staan niet meer vol.

Gedachten

Vroeger had ik ook wel eens last van rugklachten, maar dat was altijd maar tijdelijk; na een paar dagen, een week waren die klachten wel weer verdwenen. Nu is het anders. Deze pijn is gebleven. Ik vraag me af hoe het toch kan dat ik nog steeds pijn in mijn rug heb. Ik vind het maar moeilijk te geloven dat er niets aan de hand is; zou er toch niet sprake zijn van een hernia die niet te zien is op de foto? En er is gesproken over slijtage, is dat dan niet de oorzaak van mijn klachten? Ik heb al een paar maal te horen gekregen dat het 'tussen de oren zit'. Maar waar komt die pijn dan vandaan, er moet toch een oorzaak voor aan te geven zijn? Dat ik steeds minder kan vind ik jammer, maar het kan toch niet goed zijn wanneer je pijn erger wordt door bepaalde activiteiten, dat is dan toch niet goed voor mijn rug? Ik vraag me af of er een hulpverlener is die mij wél van mijn klachten kan afhelpen. Die therapieën verlichten wel wat maar de klachten komen na verloop van tijd weer terug. Ik vraag me echt af hoe dit nu verder moet, waar eindigt dit, het kan toch niet zo zijn dat je op je 36e functioneert als iemand van 80?

Emoties

De pijn heeft duidelijk invloed op mijn stemming. Ik ben vaker somber dan voorheen. Dit heeft ook invloed op de relatie met mijn man en kinderen, er is vaker ruzie in huis. Ik voel me ook schuldig ten opzichte van mijn man en kinderen. Mijn man moet naast zijn drukke baan steeds meer taken overnemen in het huishouden. Ook hij mist het stijldansen, dat was altijd iets van ons samen zonder de kinderen. Ten opzichte van de kinderen voel ik me schuldig omdat ik niet meer die dingen met ze kan ondernemen die ik zo graag zou willen, zoals een dag naar een pretpark, een flinke wandeling of een fietstocht.

Daarbij voel ik ook boosheid en frustratie ten opzichte van de verschillende behandelaars die mij niet kunnen helpen; sommigen lijken mij niet altijd even serieus te nemen.'

Maatschappelijke factoren

Ineke is een 36-jarige huisvrouw, getrouwd met een 38-jarige uitvoerder bij een bouwbedrijf. Zij hebben twee kinderen, een jongen en een meisje van 5 en 7 jaar oud. Ineke heeft een opleiding voor apothekerassistente gevolgd en is zes jaar geleden gestopt met werken vanwege de kinderen en de drukke baan van haar man. Haar hobby's zijn stijldansen (met haar man) en tuinieren. Naast haar werk in het huishouden is Ineke actief in de ouderverenging van de school en doet ze vrijwilligerswerk in het zorgcentrum bij haar in de buurt. In haar rollen als fulltime huisvrouw en moeder, actief lid van de ouderraad op de school van haar kinderen en vrijwilligster in het zorgcentrum heeft zij zich altijd prettig gevoeld.

Lichamelijk onderzoek

Inspectie:

Gespannen, gefixeerde houding in stand. Antalgisch, gespannen looppatroon; afname van tempo en romprotatie hierbij.

Screening:

Bij alle screeningstests waarbij getest wordt op specifieke spinale pathologie wordt dezelfde, bekende, pijn in de lage rug aangegeven. Géén aanwijzingen voor specifieke spinale pathologie. Sneltest heup: geen aanwijzingen voor heupproblematiek. Provocatietests SI-gewricht: geen aanwijzingen voor SI-probleem.

Actief en passief functieonderzoek:

LWK beperkt bij zowel actief als passief bewegen, afweerspanning bij geleid actief bewegen. Pijn is hierbij remmend.

Aanvullend onderzoek:

Verminderde spierkracht (uithouding) voor extensie, rotatie en flexie van de romp.

Verminderd krachtuithoudingsvermogen onderste extremiteiten.

Aeroob uithoudingsvermogen: lager dan normaal voor leeftijd/
geslacht.

Casus 2: Rob
Verwijzing
Graag uw aandacht voor het volgende. De heer R.W. heeft sinds
zes maanden, na een kop-staartbotsing, klachten van de nek en
armen (whiplash?). MRI laat geen bijzonderheden zien. Graag
uw behandeling voor zijn klachten.

Ontstaan van de klachten
'Zes maanden geleden was ik op weg naar een klant. Het was
druk op de weg en het regende een beetje. Ik was aan het bellen
(hands free), om een bespreking met een klant voor te bereiden.
Ik had die middag een belangrijke bespreking. Op het moment
dat ik wat uit mijn tas wilde pakken die naast me op de grond
stond werd er vóór me plotseling geremd. Ik remde nog wel,
maar helaas, ik zag tegelijk in mijn achteruitkijkspiegel dat de
achteropkomende auto op mij zou knallen, en inderdaad, hij
raakte me. Een kettingbotsing waar in totaal acht auto's bij
betrokken waren. Ik had weinig klachten, ben uitgestapt na de
eerste schrik en ben gaan kijken of ik kon helpen. Tot mijn grote
schrik zag ik dat er in de auto voor me een vrouw met een kindje
zat. Het kindje was er slecht aan toe, de moeder was totaal in
paniek. Ik heb snel 112 gebeld om ambulances op te roepen. Om
mij heen zag ik steeds meer paniek ontstaan, we stonden midden
op de snelweg en er waren verschillende mensen aan het
schreeuwen om hulp. Ik heb nog verschillende mensen geholpen
uit de auto te komen en toegesproken. Het kindje werd afgevoerd
in de ambulance: ze bleek een zwaar hersentrauma te hebben
opgelopen. Ze heeft een paar dagen in coma gelegen, ik vond het
echt vreselijk, maar het gaat nu gelukkig weer goed met haar.
Ik was erg geschrokken, maar toen de politie en verschillende
ambulances arriveerden kwam ik wat tot rust. Ik heb de zaak
gebeld en de bespreking naar later op de dag verplaatst. Uiteraard had iedereen alle begrip. Een collega heeft me opgehaald,
mijn auto was total loss (gelukkig een leaseauto). Na een poosje

gepraat te hebben met collega's, ben ik weer aan het werk gegaan. Ik had toen eigenlijk geen klachten.

Op de bespreking die middag begon ik plotseling hoofdpijn en
nekklachten te krijgen. Ik werd wat duizelig en misselijk en wist
niet goed meer 'waar ik het zoeken moest'. Maar goed, mijn
afspraak moest eerst afgemaakt worden. Ik heb twee uur verga-
deren met moeite vol kunnen houden. Mijn collega's hadden wel
gezien dat het niet goed met me ging en vroegen naderhand wat
er aan de hand was.

Via het bedrijf heb ik een andere auto geregeld. Gelukkig stond
die na de vergadering klaar. Maar op het moment dat ik in de
auto stapte, ging er van alles mis. Ik durfde eigenlijk niet eens te
rijden, begon te zweten, was rillerig en duizelig. Met veel angst
en beven ben ik naar huis gereden. Nog nooit zo iets ergs meegemaakt eigenlijk. Thuis is mijn vrouw zich kapot geschrokken,
ik zag er lijkbleek uit zei ze. Ben ik maar gelijk naar bed gegaan,
ik voelde me hondsberoerd en had veel pijn in mijn nek. Mijn
vrouw heeft me een paracetamol gegeven, maar dat hielp nauwelijks. Ik heb de hele nacht haast niet geslapen. De volgende
morgen was ik gebroken, ben 's ochtends nog naar het werk
geweest, maar 's middags was het helemaal gebeurd. Nekpijn,
hoofdpijn en 'helemaal kapot'. Thuis had mijn vrouw de huisarts
gebeld, die had gevraagd of ik op de praktijk kon komen; ik wilde
dat wel maar mijn vrouw was vreselijk kwaad geworden. Uiteindelijk is de huisarts toen aan het eind van de middag gekomen.

Verloop van de pijn en (para)medische voorgeschiedenis
De dag na het ongeval is de huisarts geweest. Hij stelde de
diagnose whiplash, en adviseerde eerst twee weken rustig aan te
doen met paracetamol. Na twee weken voelde ik me al een stuk
rustiger, wel had ik meer pijn in mijn nek gekregen en sliep ik
slecht. Mijn huisarts had me een nekkraag gegeven, die droeg ik
dag en nacht want dat voelde lekker en gaf veel steun. Ik ben
gaan zoeken op internet naar whiplash en daar werd ik niet
vrolijk van.

Na twee weken kwam de huisarts opnieuw, hij stelde weer twee
weken rust voor en daarbij diclofenac en diazepam voor het
slechte slapen. Ik vroeg nog of ik niet een röntgenfoto moest
laten maken, maar dat vond hij niet nodig. Na in totaal vier
weken ging het nog niet goed; ik had nog steeds de kraag om en

kon mijn nek alleen met veel moeite een beetje bewegen, ik had veel pijn in mijn nek, pijn die zich uitbreidde naar de schouders. Na vier weken stelde de huisarts voor om de neuroloog te bezoeken (wachttijd drie weken). De neuroloog heeft me onderzocht en stelde een MRI-scan voor. Na zes weken wachten werd die gemaakt. Alles in orde, zei de neuroloog, en verder rustig weer beginnen met werken en proberen de kraag af te laten. In overleg met de huisarts ben ik begonnen met werken, ondanks veel pijnklachten, één dag heb ik het volgehouden. Ik ben echt gedesillusioneerd naar huis vertrokken en heb gezegd dat ik voorlopig niet meer kwam. De huisarts heeft later nog Tramal voorgeschreven en baclofen (een spierontspanner). Bij het laatste bezoek stelde de huisarts fysiotherapie voor.

De klachten bestaan nu vier maanden, de pijn zit in de nek, schouders en beide armen.

De pijn is de gehele dag aanwezig, maar vooral bij lichamelijke inspanning zoals bewegen van de armen, schrijven of telefoneren.

Gedrag

Ik heb altijd hard gewerkt, veel tijd voor sport heb ik nooit gehad, af en toe tennissen, 's zomers, in het weekend, maar dat stelt niet veel voor. Af en toe in de tuin werken maar vooral zitten met een wijntje in de tuin. Ik werkte voorheen zo'n vijftig, zestig uur in de week. Zo ben ik opgevoed: mijn ouders hadden een eigen zaak en dat is altijd hard doorpakken geweest, voor mij en al mijn broers en zussen.

Momenteel lig ik veel op de bank of in bed. Kijk televisie of probeer wat te computeren. Slik paracetamol, Tramal, diazepam, de baclofen is gestopt. Ik rook niet maar drink momenteel wel drie à vier borrels of glazen wijn per dag, ook tegen de pijn. Ik probeer wel wat te ontspannen maar dat is erg lastig. Bewegen gaat moeilijk, ik draag grote delen van de dag de nekkraag, de huisarts heeft wel gezegd dat die af moet maar dan krijg ik meer klachten. Ik vermijd vooral bewegen met de nek, omdat dat zeer gaat doen. Met de schouders gaat het iets beter, maar bijvoorbeeld boven mijn hoofd reiken doe ik niet. Ik kom momenteel weinig buitenshuis; autorijden durf ik niet aan, ga wel eens met mijn vrouw mee boodschappen doen, maar dat is al snel te veel.

Verder overdag lezen, beetje computeren. Werk heb ik eigenlijk weinig zin in.

Gedachten

Ik denk dat er twee dingen mis zijn met mijn nek: een beschadiging van mijn banden in de nek die door het ongeval een klap hebben gehad en die niet op de MRI-scan zichtbaar zijn, daarnaast – dat heeft de huisarts me ook verteld – dat ik stijve en gespannen spieren heb.

Als oorzaak zie ik heel duidelijk het ongeval, maar ik besef wel dat ik in een vicieuze cirkel terecht ben gekomen. Waardoor die vicieuze cirkel in stand wordt gehouden kan ik niet goed bedenken.

Ik ga ervan uit dat ik binnen drie maanden weer aan het werk kan, ik verwacht weer pijnvrij door het leven te kunnen gaan. Ik verwacht dat u de spieren gaat masseren en mij dan vooral heel veel en zware oefeningen laat doen. Indien nodig zal ik meer medicijnen gaan slikken.

Ik begin mij langzaam maar zeker wel te realiseren hoe de vlag erbij hangt, eigenlijk was ik de laatste die besefte dat het allemaal erger was dan ik had gedacht. Mijn vrouw en dochters zeggen de hele tijd al dat ik meer aan mezelf moet denken.

Emoties

Ik heb verschillende keren met de moeder van dat kindje gebeld. Ik voelde me er erg schuldig over. Ik heb u verteld dat ik aan het bellen was vlak voor het ongeval. Dat heb ik tot nu toe alleen aan u en aan mijn huisarts verteld, ik zou het op prijs stellen dat u dit niet in brieven vermeldt. Dat bellen en in mijn tas zoeken was heel stom van me. Gelukkig gaat het inmiddels weer een stuk beter met het kindje; ik ben al twee keer langs geweest. Gelukkig nemen de ouders me niets kwalijk. Zelf voel ik me daar het meest rot en schuldig over. Aanvankelijk droomde ik vaak over het ongeval, tegenwoordig nauwelijks meer.

Ik begin me wel down en neerslachtig te voelen, minder zin om even contact op te nemen met het werk, of even iets met mijn vrouw te doen. Ik ben erg moe en passief aan het worden, hier komen is voor mij al zwaar.

Op mijn werk voel ik me een beetje een buitenbeentje intussen.

Ik baal ervan niet te kunnen werken, had veel lopende projecten, besef nu wel hoe druk ik het eigenlijk de laatste jaren heb gehad. Momenteel slaap ik slecht (ondanks diazepam), eten gaat prima, ik heb geen duizeligheidsklachten, wel concentratiestoornissen. Ik pieker veel, zowel over het werk als over het ongeval en de laatste tijd natuurlijk over wat ik nou precies heb en hoe ik het op moet lossen.

Maatschappelijke factoren
Ik ben verzekeringsadviseur, gespecialiseerd in grote projecten (verzekeren van bedrijven, bedrijfsterreinen, industrieën enz.), een erg drukke baan, maar ook erg leuk. Ik ben in mijn carrière langzaam opgeklommen tot hoofd van de afdeling Europa en mede-eigenaar van het bedrijf.
Ik moest veel regelen op mijn werk, maar nu ben ik er wel gerust op. Contact met het werk is goed, ik heb verschillende bloeme-tjes gekregen en veel telefoontjes. Collega's waren erg ge-schrokken. Ik merk wel dat collega's nu minder aandacht en tijd voor me hebben.
Ik ben getrouwd, mijn vrouw werkt als secretaresse drie dagen in een verzorgingshuis. Ik heb twee dochters, van 24 en 27, allebei uithuizig, komen regelmatig langs. Werken beiden en wonen samen. Hun voornaamste advies is standaard 'doe nou eens rustig aan'. Ik wil me toch nog overal mee bemoeien denk ik. De verzekering is langs geweest en alles zou door hen geregeld gaan worden. Ik heb er vertrouwen in dat de schade wordt uit-gekeerd, ik zal (voorlopig) geen schadeclaim of iets dergelijks indienen, ik weet dat dit een ingewikkelde zaak wordt en ik heb geen zin in langdurige procedures. Financieel heb ik de 'schaapjes al op het droge.'

Lichamelijk onderzoek
Momenteel wordt de nekkraag gedragen. Bij het aan- en uit-trekken van de trui veel moeite en gekreun en gesteun. Verder valt op dat er veel vegetatieve verschijnselen zijn zoals rood worden bij aanraken en zweten bij lichte inspanningen.
De nek is zeer pijnlijk, zowel bij aanraken als bij bewegen. Ook vaak pijn in schouders en armen met name bij bewegen. Bewegingsonderzoek laat bewegingsbeperkingen zien naar alle richtingen van de nek en de schouders. Alle bewegingen doen

pijn (nekbewegingen numerieke pijnscore 7-8, schouderbewe-
gingen numerieke pijnscore 4-5). Bij al deze bewegingen valt op
dat er een zeer krampachtig bewegingspatroon te zien is. Bij
palpatie is er veel hypertonie.

Eigenlijk is de nek niet goed te onderzoeken omdat alles zeer
doet. Opvallend is verder dat er bij aanraken of het passief bewegingsonderzoek veel pijn wordt aangegeven. Rob geeft ook
aan dat hij bang is dat er tijdens het onderzoek rare bewegingen
worden gemaakt met het hoofd.

In dit hoofdstuk wordt graded activity gericht op de dagelijkse praktijk uitgewerkt. Stap voor stap wordt beschreven wat doel en kenmerken zijn van de acht stappen van graded activity:

1 probleeminventarisatie;
2 probleemanalyse;
3 educatie;
4 activiteiten kiezen;
5 startniveau vaststellen;
6 doel en opbouw bepalen;
7 opbouwschema uitvoeren;
8 generalisatie en evaluatie.

Ingegaan wordt op mogelijke knelpunten in de uitvoering, suggesties voor oplossingen worden aangereikt en vaardigheden die nodig zijn worden genoemd. De vele voorbeelden zijn mede bedoeld als handvat voor de uitvoering.

Stap 1 Probleeminventarisatie

Doel is de factoren die de klacht in stand houden te inventariseren. Na de inventarisatiefase volgt een analysefase om de diagnose te stellen en het uitlegmodel te bepalen. Daarbij wordt gekeken in hoeverre een graded-activitybehandeling geïndiceerd is en in hoeverre de cliënt hiervoor gemotiveerd is.

In de anamnese moeten de inhoudelijk juiste vragen worden gesteld om de klacht in kaart te brengen, maar moeten de vragen ook op de juiste wijze worden gesteld. Hierbij zijn communicatievaardigheden van belang: (goed) luisteren, open vragen stellen, doorvragen en samenvatten. Naast de verbale vaardigheden zijn ook de non-verbale vaardigheden van belang: de tijd nemen, geïnteresseerd zijn in de cliënt en de klacht, beiden serieus nemen. Uit verschillende studies blijkt dat dit non-verbale gedeelte belangrijker en bepalender is voor de eerste indruk die de cliënt krijgt dan het verbale deel. Hulpverleners dienen zich ervan bewust te zijn dat, zeker bij cliënten met chronische klachten, het investeren in een goede behandelrelatie belangrijk is. In dit hoofdstuk worden eerst vaardigheden beschreven die waardevol zijn bij de probleeminventarisatie. Volgens het operante model is het van belang om pijngedrag zo min mogelijk te bekrachtigen, door bijvoorbeeld de aandacht te verleggen. Dit geldt niet voor de probleeminventarisatiefase; in deze fase is het juist belangrijk te beginnen met het probleem waarvoor de cliënt komt: de pijnklachten. In de psychologie wordt dit 'invoegen' bij de cliënt genoemd. De vaardigheid voor de hulpverlener is hier de cliënt op zijn gemak te stellen, empathisch te zijn, vertrouwen te vestigen en te laten vertellen over de klachten. De belangrijke communicatievaardigheden (open vragen stellen, doorvragen en samenvatten) zijn in drie kaders aangegeven.

Open vragen: stel bij het inventariseren van de klacht altijd open vragen. Probeer hierbij aan te sluiten bij de gedachten en belevingswereld van de cliënt en luister actief.

Casus Rob
Hulpverlener: 'Ik heb de verwijzing van de huisarts gelezen en ook al even met hem overlegd; kunt u het verhaal van het ongeval ook nog eens aan mij vertellen?'

Casus Ineke
Hulpverlener: 'Kunt u mij vertellen waarom u bent verwezen?'

Doorvragen: in de anamnese is het van belang goed door te vragen op bijvoorbeeld gedrag, cognities of emoties, vooral als deze een rol spelen in het in stand houden van de klacht. Welke thema's belangrijk zijn verschilt per cliënt, het is de deskundigheid van de hulpverlener om dit tijdens (en zo nodig nogmaals ná) de anamnese te bepalen. Doorvragen op thema's moet het probleem verduidelijken.

Casus Rob
H(ulpverlener): 'Hoe is nu de relatie met de collega's?'

R(ob): 'Ja, die is prima, ik heb vooral in het begin veel reacties van ze gehad.'

H: 'U zegt "vooral in het begin"?'

R: 'Ja. U weet hoe dat gaat: als je iets overkomt dan schrikt iedereen en tonen ze hun belangstelling, maar dan is het alweer vrij snel de orde van de dag die belangrijk is.'

H: 'Wat bedoelt u daarmee? '

R: 'Dat ze dan weer allemaal druk zijn met hun werk, dat lijkt me logisch.'

H: 'Dat betekent dat u de laatste tijd weinig meer van ze hoort?'

R: 'Ja, zo kunt u het wel stellen.'

H: 'U zegt dat is logisch, maar vindt u het ook vervelend?'

R: 'Nou, van een aantal collega's valt me dat wel tegen, zeker omdat sommigen zelf een poos ziek zijn geweest en daaraan heb ik toen veel aandacht besteed.'

H: 'Dat steekt u?'

R: (stilte) 'Ja, je weet wel dat het zo gaat maar nu ik er zelf inzit steekt me dat enorm, ik kan er echt uren over piekeren. Waarom nemen ze niet even de moeite om te bellen, ben ik nou zo onbelangrijk voor ze?'

H: 'Maakt het u boos?'

R: 'Ja, maar ook verdrietig, zeker nu ik zoveel pijn heb kan ik weinig hebben.'

Samenvatten: dit is een belangrijke vaardigheid tijdens de anamnese. In de loop van de anamnese is het goed om de besproken onderdelen hardop samen te vatten; dat geeft de hulpverlener de kans om even zijn gedachten op een rijtje te zetten en de cliënt om hierop nog eens te reflecteren. Samenvatten (of hardop denken) is ook handig als je even 'vastzit' in een anamnesegesprek.

H: 'Dus als ik het mag samenvatten: het contact met de collega's was altijd goed, u hebt aanvankelijk na het ongeval ook veel reacties van ze gehad, maar de laatste tijd hoort u niets meer. En daar piekert u veel over en het maakt u soms boos, maar de laatste tijd vooral verdrietig, klopt dat als ik het zo samenvat?'

R: 'Ja, dat klopt, ja eigenlijk krijg ik er steeds meer ellende bij

voor mijn gevoel, in plaats van dat ik herstel heb ik het gevoel dat
ik door dit soort dingen steeds meer afglijd.'

In de inventarisatie kunnen (in willekeurige volgorde) de volgende
onderdelen aan bod komen:
- verwijzing;
- eerste kennismaking;
- anamnese;
- motivatie-inschatting;
- lichamelijk onderzoek;
- vragenlijsten, tests, mogelijke andere aanvullende diagnostiek;
- overleg met de huisarts/verwijzer, met partner/familie of werkgever.

VERWIJZING
De verwijzing is, indien er sprake van is, de eerste bepaling in de
probleemanalyse. Het type verwijzing is bepalend voor de te kiezen
anamnesevragen. Voor een verwijzing van een cliënt met acuut enkel-
letsel is een andere strategie nodig dan voor iemand met zeer langdurige rugklachten en een geschiedenis van verschillende, niet-suc-
cesvolle behandelingen. De mate van diepgang en doorvragen zal bij
de laatste cliënt hoogstwaarschijnlijk totaal anders zijn dan bij de
eerste. Dit wordt gedurende het inventariseren van informatie verder
duidelijk.
Bij chronische klachten is voorinformatie bij een verwijzing noodzakelijk: het is goed te weten wat de diagnose van bijvoorbeeld een
neuroloog geweest is, wat de uitslag van MRI geweest is of waarom
eerdere behandelingen zijn mislukt. Over de inhoud van de verwijzingen is het goed om met de huisarts afspraken te maken (hier wordt
in hoofdstuk 7 verder op ingegaan). Daarnaast is het wellicht mogelijk
inzage in het huisartsendossier te krijgen. Ook een vooraf opge-
stuurde vragenlijst met algemene gegevens, algemene vragen over
intensiteit, ontstaan en duur van de pijn, medicatie, locatie van
klachten, algeheel functioneren, enzovoort werkt efficiënt en is rich-
tinggevend voor de te kiezen vraagstelling in de anamnese.
Ook de vraagstelling van de huisarts is een belangrijk gegeven; bijvoorbeeld:
'Gaarne massage en oefentherapie.'
of
'Uitleg gegeven volgens sensitisatiemodel; graag uw aanvullende graded-activitybehandeling.'

De cliënt voor wie de huisarts 'massage en oefentherapie' vraagt zal met andere verwachtingen komen dan de andere; de huisarts heeft waarschijnlijk in beide verwijzingen een uitleg of diagnose genoemd waar in de anamnese rekening mee gehouden moet worden.

Samengevat:
– Probeer zo veel mogelijk voorinformatie te verzamelen (eerder gestelde diagnose(s), eerdere onderzoeken en behandelingen, duur van de klachten).
– Wat is de vraagstelling in de verwijzing?
– Maak gebruik van vragenlijsten ingevuld voor de eerste kennismaking.

EERSTE KENNISMAKING

De eerste kennismaking is voor een cliënt en voor de hulpverlener een belangrijk moment. De eerste indruk wordt bepaald door vele elementen: de omgeving, de geur, de bejegening, hoe ziet iemand eruit, wat voor kleding heeft iemand aan, wat voor eerdere ervaringen zijn er, enzovoort. Het is van belang zich van dit moment bewust te zijn, het kan een belangrijk moment zijn onder meer voor het opbouwen van een goede behandelrelatie. Zeker voor cliënten met (langdurige) chronische pijn die in aanmerking komen voor een graded-activity-behandeling is vertrouwen in de behandeling (en de hulpverlener) van belang. Men vraagt cliënten immers hun gedrag te veranderen. Voordat ze deze investering aangaan, is vertrouwen in de aanpak een belangrijke voorwaarde.

In het verleden was het gebruikelijk bij het eerste contact met een cliënt al 'een behandeling' uit te voeren. In de fysiotherapie was het gebruikelijk na een korte anamnese een behandeling aan te bieden, zoals een korte massage of een elektrische applicatie. Bij cliënten met chronische pijn is het van belang dit patroon te doorbreken. De graded-activitybehandeling bij chronische pijn heeft een andere opbouw, zoals in dit boek duidelijk wordt gemaakt: een opbouw die begint met probleeminventarisatie. Vooraf is het van belang met cliënten deze opbouw te bespreken; het kan immers afwijken van het verwachtingspatroon van de cliënt (zie kader).

'Ik zal vandaag uw klachten inventariseren en met u bespreken. Gezien de lange duur van uw klachten wil ik graag een zo compleet mogelijk beeld van uw klachten krijgen. Dit betekent dat ik

vandaag zal besteden aan een uitvoerig vraaggesprek over het
verloop van uw klachten en uw huidige beleving van de klachten.
Daarna zal ik u lichamelijk onderzoeken. Wellicht wil ik over de
bevindingen nog met uw huisarts overleggen. De volgende keer
wil ik mijn bevindingen met u bespreken en kijken of onze gedachten over de verklaring van uw klachten op één lijn liggen.
Als dat zo is kunnen we het denk ik ook wel eens worden over het
type behandeling. Deze werkwijze betekent dus dat u vandaag
niet behandeld zult worden. Gaat u hiermee akkoord?'

Samengevat:
– Ga bewust om met het moment van eerste kennismaking.
– Leg de werkwijze van graded activity uit.

ANAMNESE
Een 'standaard'anamnese voor deze cliëntengroep is niet te geven.
Elke cliënt heeft zijn eigen specifieke problematiek. Achter elke vraag
kunnen, afhankelijk van het probleem, honderden vervolgvragen
worden bedacht. Vragenlijsten kunnen zorgen voor enige standaardi-
satie in de anamnese en zijn daarom aan te raden. Cliënten kunnen
vooraf aan de anamnese een algemene vragenlijst betreffende per-
soonsgegevens en klachten invullen; dit geeft de hulpverlener een
goede eerste indruk van de klacht(en), die de strategie kan sturen.
Daarnaast werkt dit efficiënt en is het, zeker in een multidisciplinaire
setting, voor cliënten prettig omdat dit voorkomt dat de cliënt keer op
keer hetzelfde verhaal moet vertellen. Een voorbeeld van zo'n algemene vragenlijst is te downloaden via www.pijn-revalidatie.nl of
www.revalidatiebijpijn.nl.
Zoals gezegd hebben we in dit boek gekozen voor het SCEGS-model –
Somatiek, Cognities, Emoties, Gedrag en Sociale situatie als kapstok
in de anamnese. Daarbij worden in de anamnese niet alleen de daadwerkelijk geuite klachten zoals de mate van pijn geïnventariseerd,
maar ook de emotionele lading, het non-verbale gedrag, de presentatie van de cliënt en de rol van eventuele partners of familie. In de
inventarisatiefase is het doel de cliënt zijn klachten en de daarbij
behorende beleving te laten vertellen; voorkom uitspraken van cliënten te nuanceren. Als een cliënt met chronische lagerugklachten vertelt: 'Mijn vorige behandelaar zei dat het een hernia was waar niet veel
aan te doen viel' of 'Ik weet dat massage de enige behandeling is die
goed helpt' dan kan een hulpverlener de neiging hebben om vanuit

zijn deskundigheid te reageren. Het is in de beginfase voor het behandelcontact ongewenst het probleem te gaan nuanceren, omdat in deze prille fase een 'meningsverschil' extra gevoelig ligt. Het is verstandiger om deze uitspraken in een latere fase met de cliënt te bespreken. Wel kan het goed zijn om op deze gedachten verder door te vragen om te weten te komen waarom de cliënt deze ideeën heeft, bijvoorbeeld 'hoe komt u aan deze informatie?', of 'wat heeft uw vorige fysiotherapeut aan u uitgelegd wat een hernia precies is?', of 'wat stelt u zich voor dat er verandert aan uw rug door massage?' of 'wat is er dan mis met uw rug waardoor massage zo goed helpt?'.
De anamnese is opgebouwd uit een aantal thema's; deze thema's zullen in een werkelijke anamnese altijd door elkaar heen lopen. Het zijn:

- uitvragen van de klacht;
- voorgeschiedenis;
- verloop van de pijn;
- gedrag;
- cognities;
- emoties;
- maatschappelijke factoren;
- motivatie-inschatting.

Breng vóór de anamnese, indien nodig of wenselijk, al dan niet tutoyeren ter sprake.

Uitvragen van de klacht

Zoals gezegd is het uitvragen van de klacht, veelal het pijnprobleem, de start van de anamnese. Dit uitvragen gebeurt met een open vraag: 'Kun je mij vertellen wat de klachten zijn geweest de afgelopen week?' Ook de hulpvraag van de cliënt komt aan de orde. Bij sommige cliënten is dit heel duidelijk ('ik wil weten of ik weer kan sporten'), bij andere juist niet ('de huisarts leek dit een goed idee').

Sluit met een open vraag aan bij de klacht of hulpvraag van de cliënt.

De eerste open vraag
Het antwoord op de eerste open vraag geeft soms heel veel informatie over de belangrijkste in stand houdende factoren: cliënten vertellen vaak het eerst wat ze het meest dwarszit.
'Kun je me vertellen wat de klachten zijn?'

'Ik heb al weken last heb van mijn rug, mijn baas zegt dat ik me
aanstel maar ik voel het toch duidelijk, zo kan ik echt niet aan de
slag.'

'Kun je me vertellen wat de klachten zijn?'
'Ik heb al weken last van mijn rug, ik kan niets meer, ik voel me
zo beroerd, ik kan niet meer werken en mijn vrouw wordt gek
van me, ik zie het echt niet meer zitten.'

'Kun je me vertellen wat de klachten zijn?'
'Ik heb al weken last van mijn rug maar niemand kan iets vinden,
er moet toch echt iets aan de hand zijn; bij mijn broer hebben ze
ook jarenlang moeten zoeken maar die is uiteindelijk naar
Duitsland gegaan, waar hij toch geopereerd moest worden.'

Voorgeschiedenis

Na het uitvragen van de klacht en/of de hulpvraag wordt het ontstaan
van de klachten stap voor stap uitgevraagd. Maak hierbij onderscheid
tussen feitelijke gebeurtenissen en de beleving van de cliënt. Doel
hiervan is, goed te inventariseren welke gedragsaanpassingen, cognities en emoties in het verloop van de tijd zijn ontstaan. Dit zijn de
factoren die (mede) bepalend zijn waarom pijn chronisch is geworden
en niet binnen de normale hersteltijd is verdwenen. Behalve de rode,
gele, blauwe, zwarte en oranje vlaggen (zie ook hoofdstuk 1) zijn ook
de rol van hulpverleners en (medische) diagnostiek belangrijke thema's om uit te vragen. Denk hierbij aan adviezen en of diagnoses van
de huisarts of specialist, adviezen omtrent een behandeling van paramedici en uitslagen van medisch onderzoek. Besef wel dat wat een
cliënt verwoordt ten aanzien van eerdere diagnostiek en behandelingen niet altijd overeenkomt met de werkelijkheid. Cliënten onthouden
adviezen die worden gegeven of uitleg die een hulpverlener geeft vaak
slecht. Val daarom nooit eerdere behandelaars af en ga niet mee in
klachten die de cliënt uit. Treed eventueel persoonlijk met eerdere
behandelaars in contact om inhoudelijk te overleggen.
Vraag cliënten nauwkeurig naar het ontstaan van de klacht en het
beloop. Bijvoorbeeld in het geval van het trauma van Rob: wanneer
begon de pijn, waarom bent u niet naar het ziekenhuis gegaan, wat zei
de huisarts de eerste keer, wat was zijn diagnose, wat waren de adviezen, waarom gaf hij deze adviezen, wat was zijn verklaring voor de
pijn, gaf de behandeling verlichting van de klachten? Vraag, in het

geval van een eerdere verwijzing voor aanvullende diagnostiek en eerdere behandelingen deze goed uit: wat kwam er uit het onderzoek, waar bestond de behandeling uit, wat was het idee achter deze behandeling, wat waren de resultaten?

Vraag specifiek naar andere klachten of klachten in de voorgeschiedenis, vraag ook specifiek naar andere chronische of aspecifieke klachten zoals buikklachten, hoofdpijn, vermoeidheid, enzovoort. Vraag bij welke specialisten cliënten onder behandeling zijn of zijn geweest.

> Samengevat:
> Oordeel niet over eerdere hulpverleners.
> Vraag stap voor stap de voorgeschiedenis uit, maak onderscheid tussen feiten en beleving van de cliënt.
> Vraag goed naar eerdere diagnoses, behandelingen en adviezen.

Verloop van de pijn

Bij kort bestaande klachten (bijv. zes weken) is het verloop van de pijn specifiek voor het al dan niet ontstaan van chronische pijn. Doel in deze fase is te kijken of het verloop van de beperkingen en de pijnklachten volgens normale patronen afneemt of juist toeneemt. Het verloop is een specifiek kenmerk van chronische pijn, pijn neemt vaak toe en breidt zich uit, soms over meerdere lichaamsdelen. De intensiteit neemt vaak toe, de klachten zijn vaker aanwezig en niet meer gerelateerd aan bijvoorbeeld (over)belasting. Het type pijnklachten verandert vaak. Vraag wanneer pijn optreedt, wat momenten zijn waarop de pijn weggaat of minder wordt (is er een aan-uitmechanisme, bijv. belasting/rust), welke behandelingen helpen of hebben geholpen. Een pijngrafiekje maken (pijnintensiteit in de loop van de tijd) kan behulpzaam zijn (figuren 5-1, 5-2 en 5-3). Het gebied waarover de pijn zich uitstrekt en de duur zijn belangrijke indicatoren voor chronische pijn; ook het laten invullen van een anatomische afbeelding geeft snel inzicht in de klacht.

Gedrag

Het inventariseren van gedrag, of pijngedrag, is essentieel. Disfunctioneel gedrag is immers het doel van een graded-activitybehandeling. Het inventariseren van gedrag is niet alleen bij chronische pijn van belang, ook bij andere chronische aandoeningen en bij acute letsels is gedrag veelal een essentiële onderhoudende factor. Denk aan een

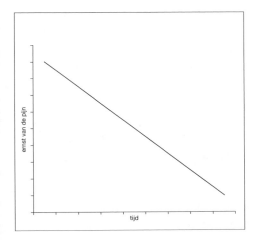

Figuur 5-1 Normaal verloop van pijn.

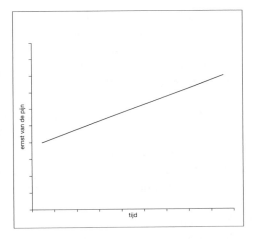

Figuur 5-2 Afwijkend beloop, kans op chroniciteit groter.

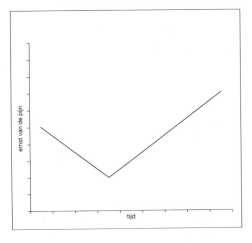

Figuur 5-3 Afwijkend beloop, kans op chroniciteit groter.

cliënt met diabetes die zich niet aan zijn dieet houdt, een geblesseerde sporter die te snel weer wil sporten of een cliënt met COPD die blijft roken. Voor al deze klachten geldt dat gedrag klachten kan onderhouden en dat veranderen van gedrag onderdeel zal zijn van de behandeling.

> Pijngedrag is het verbale of non-verbale gedrag waaraan de omgeving kan zien of horen dat iemand pijn heeft.

Gedrag wordt in de anamnese geïnventariseerd maar kan ook met behulp van het lichamelijk onderzoek, vragenlijsten, stappentellers, actometers en dagboeken.

Pijngedrag is datgene wat een cliënt laat zien aan handelingen (zie bovenstaand kader: de definitie van pijngedrag). Dit kan de manier zijn waarop iemand komt aanlopen, het gebruik van hulpmiddelen, het slikken van medicijnen, kreunen, verkrampt zitten, enzovoort. In de anamnese wordt dit gedrag geïnventariseerd; hierbij staat een aantal vragen centraal:

– In welke mate is een cliënt door pijnklachten gehinderd in bijvoorbeeld werk?
– Wat kan een cliënt niet meer (wat wordt vermeden) of doet een cliënt veel minder vaak vanwege pijnklachten?
– Wat zou een cliënt graag weer willen gaan doen, wat nu niet meer lukt vanwege de pijn?
– Aan welke aanpassingen heeft de cliënt zijn gedrag onderworpen in sport, het huishouden, dagelijkse activiteiten, werk, op sociaal gebied, enzovoort vanwege de pijnklachten?
– Wat doet een cliënt bij veel pijn (bijv. rusten, medicijnen slikken, wandelen) en zijn de pijnklachten beïnvloedbaar door bijvoorbeeld ontspanningsoefeningen, rust of bewegen?
– Wat zou een cliënt (anders) gaan doen, als de klachten nu over zouden zijn?
– Zijn er bewegingen die niet meer of veel minder worden gemaakt?
– Wat is er door de klachten veranderd aan de persoonlijke situatie of werksituatie van de cliënt?

Doel van de anamnese is een indruk te krijgen van de aanpassingen in het gedrag van de cliënt als gevolg van de pijnklachten; wat wordt helemaal vermeden, welk gedrag is sterk verminderd of aangepast? Dit gedrag kan zowel van maatschappelijke aard zijn (werk, sociale contacten, vakantie, sport) als activiteiten van het dagelijkse leven (bood-schappen doen, zelfverzorging, tuinieren) als fysieke activiteiten (vooroverbuigen, de nek draaien, schoenen aantrekken, springen). Gedragsaanpassingen kunnen heel algemeen en drastisch zijn, zoals volledige inactiviteit en niet meer werken, maar ook heel selectief zoals niet meer springen na een voorstekruisbandoperatie, of niet meer een goede, lange pass geven bij het voetballen na een media-lebandruptuur.

Besef als hulpverlener dat het uitvragen van gedrag samenhangt met de context: een cliënt zal bij iedere hulpverlener een 'ander' verhaal vertellen. Cliënten vullen vaak vooraf al in wat ze verwachten dat een psycholoog, arts of ergotherapeut wil horen.

Cognities

Ziektecognities van cliënten (en hulpverleners) zijn sterk bepalend voor het huidige en het toekomstige gedrag. Cognities hebben een sterke relatie met ervaren pijnklachten en met het functioneren. Vooral cliënten die catastroferen over pijn vertonen meer beperkingen (zie onderstaand kader).

Catastroferen over pijn betekent overdreven en extreem negatieve opvattingen hebben over pijn en de gevolgen van pijn.
Uitspraken die passen bij een catastroferende cliënt zijn: 'Dit komt nooit meer goed, het is niet uit te houden deze pijn, heeft u ooit zoiets meegemaakt?'
Uitspraken die passen bij een catastroferende hulpverlener zijn: 'U heeft een tijdbom in uw rug, de kans dat u in een rolstoel komt is aanwezig, uw wervels staan scheef en die moeten recht-gezet worden.'

Het in hoofdstuk 2 beschreven zelfregulatiemodel van Leventhal biedt een goede kapstok om cognities te inventariseren. Leventhal beschreef in zijn model vijf domeinen: oorzaak van de klacht, identiteit, tijdslijn, gevolgen en de veronderstelde genezing en de mate waarin iemand controle kan uitoefenen over de klacht (zie hoofdstuk 2).
Het uitvragen van cognities is niet altijd eenvoudig; sommige cliënten kijken raar op als een hulpverlener vraagt: 'Wat denkt u zelf wat de oorzaak zou kunnen zijn?' Hiervoor zijn communicatievaardigheden van belang (zie ook het kader op de volgende pagina).
De oorzaak van de pijn betreft niet de aanleiding, zoals bij de casus

van Rob het ongeval is, maar de lichamelijke of emotionele factoren die volgens de cliënt zelf de pijn in stand houden. Het is van belang deze gedachte te kennen vóór aanvang van een graded-activitybehandeling. Cliënten denken vaak dat er een fysieke afwijking is waardoor pijnklachten zijn ontstaan en bewegen hierdoor minder, in de veronderstelling dat bewegen de klacht erger maakt, of lichamelijke beschadiging, of ze zijn bang voor de pijn die zal optreden. Vóórdat een graded-activitybehandeling aanvangt zal de gedachte over de oorzaak van de klacht veranderd moeten worden en zal de cliënt gerustgesteld moeten worden dat bewegen geen kwaad kan. Als een cliënt specifieke gedachten heeft over bijvoorbeeld een lichamelijke beschadiging als oorzaak van de pijnklacht, zal dit aan de orde dienen te komen in de uitleg van de hulpverlener.

Cognities over de identiteit van de pijn zijn te achterhalen door te vragen naar de symptomen die een cliënt aan de klacht toeschrijft, bijvoorbeeld slapeloosheid, tintelingen, vermoeidheid, enzovoort. Tevens kan gevraagd worden naar hoe de cliënt denkt over het beloop in de tijd en de mogelijke gevolgen die (nog) op kunnen treden. Uiteraard is erg belangrijk te vragen naar de behandelopties die een cliënt zelf verwacht en wat de verwachting is van de huidige hulpverlener of behandelaar. Daarnaast zal een indruk moeten worden verkregen over de mate waarin een cliënt gemotiveerd is voor een graded-activitybehandeling.

Als hulpmiddel voor het inventariseren van ziektecognities kan men de Illness Perception Questionnaire (IPQ) gebruiken (http://www.uib.no/ipq), de schaal Pijn Catastroferen of de Tampa Schaal voor Kinesiofobie (www.pijn.com). Uiteraard kunnen ook gerichte anamnesevragen hierin volstaan.

Voorbeelden cognities uitvragen
- Wat denkt u zelf dat de oorzaak zou kunnen zijn voor uw klachten? (oorzaak)
- Zou er toch nog een beschadiging in uw rug kunnen zitten? (oorzaak)
- Wat zou er mis kunnen zijn met uw rug? (oorzaak)
- Waarom gaan de rugklachten bij u niet over? (gevolgen, oorzaak)
- U zegt dat vooroverbuigen pijn doet; wat gebeurt er dan in uw rug? (gevolgen)
- Heeft u andere klachten die passen bij die slijtage? (identiteit)

> – Welk advies zou u uzelf geven als u huisarts was? (behande-ling)
> – Wat heeft u over uw klachten gevonden op het internet? (controle)
> – Zou u kunnen springen of wandelen? (verloop)
> – Denkt u nog dat het iets beter zal worden? (verloop)
> – Zou ontspanning iets voor u zijn? (controle)

Cognities liggen zelden zomaar voor het oprapen en zijn vaak impli-ciet aanwezig zonder dat de cliënt het zelf doorheeft. Cognities spelen vooral bij rationele cliënten een grote rol, zij hebben veelal een speci-fieke verklaring voor hun klacht en specifieke ideeën over bijvoorbeeld de behandeling. Dit type cliënt wil de klacht begrijpen en denkt er veel over na (piekert erover), zoekt informatie, en kan vaak ook specifiek aangeven waardoor klachten worden veroorzaakt. Als er sprake is van overmatig piekeren dan is het consulteren van een psycholoog aan te bevelen.

Niet alle cliënten hebben een duidelijke verklaring voor hun klachten, voor veel cliënten is dit onderwerp zelfs te abstract. Het is van belang deze groep ook niet te veel lastig te vallen met vragen over cognities. Wel is het bij deze groep van belang uitleg te geven over een graded-activitybehandeling en overeenstemming te bereiken over het uitvoe-ren van deze behandeling. Bij de minder rationele cliënten is het van belang een goede vertrouwensband op te bouwen; geloven in een behandeling (ook een belangrijke cognitie) is een van de factoren die het effect van elke behandeling in de reguliere én alternatieve ge-zondheidszorg het sterkst beïnvloeden.

Sommige cliënten hebben zeer vaststaande ideeën over de somatische afwijkingen waar ze pijn door hebben, bijvoorbeeld 'instabiliteit', 'een zenuwbeknelling' of 'een versleten rug'. Deze gedachten ontstaan in de loop van de ziektegeschiedenis, door zelf informatie te zoeken of door wat eerdere hulpverleners hebben gezegd zelf te interpreteren. Als dergelijke gedachten na uitleg niet veranderen of als een cliënt niet openstaat voor een andere verklaring dan is graded activity waar-schijnlijk niet geschikt. Er kan besloten worden deze cliënten toch een kans te bieden. Een optie zou zijn een behandeling te starten met als doel de cliënt te laten ervaren dat hij wellicht toch meer kan, dat er winst te behalen is. Het aantal sessies dient echter vooraf goed afge-sproken te worden en evaluatie tijdens de behandeling is belangrijk. Bij een goed verlopende behandeling lijkt een cognitie hiermee soms te veranderen, maar vaak blijkt deze bij de eerste mindere periode hardnekkig terug te komen. Hardnekkige cognities zijn over het algemeen een reden om van een graded-activitybehandeling af te zien.

- Inventariseer cognities rondom de oorzaak, de identiteit van de klacht, het verloop van de klachten, de gevolgen en de veronderstelde genezing en de mate waarin iemand controle kan uitoefenen over de klacht.
- Inventariseer de verwachtingen die de cliënt van de behandeling heeft en wat diens mening is over graded activity.

Emoties

In de probleeminventarisatiefase is het van belang om een indruk van emotionele en psychologische aspecten te krijgen. Emoties worden vaak gezien als 'het terrein van de psycholoog'; dit klopt zeker als het gaat om behandeling van emotionele of psychologische problemen. Uit de literatuur is duidelijk dat psychologische factoren bij cliënten met chronische pijn grote invloed hebben op het functioneren, op de klachten en op het slagen van een behandeling. Vooral de prevalentiecijfers van angstklachten en depressie zijn hoog.

Emoties komen zeer veelvuldig voor bij cliënten met chronische pijn. Het is, indien aan de orde, van belang deze ook toe te laten in de anamnese. Emoties betreffen zeer vaak de gevolgen van de pijn en de problemen die dit geeft in het dagelijkse leven. Daarnaast bestaat er vaak veel frustratie over de moeilijkheden die chronische pijn geeft binnen de medische en paramedische hulpverlening en het onbegrip dat wordt aangetroffen bij sommige hulpverleners. De oorzaak van dit onbegrip ontstaat vaak doordat er vanuit een medisch model geen duidelijke oorzaak voor de klachten is te vinden. Emoties kunnen verdriet betekenen, maar ook boosheid, radeloosheid, frustratie, hopeloosheid. Ook stress als gevolg van het hebben van pijn en de problemen die dit met zich meebrengt is een belangrijke in stand houdende factor en heeft direct invloed op fysieke verschijnselen en de pijnverwerking. Emoties komen spontaan aan de orde tijdens de anamnese, bijvoorbeeld 'ik ben bang dat ik niet meer kan fietsen' of er kan specifiek naar gevraagd worden: 'ik zie dat u er erg boos van wordt', of 'wat doet dat nou met u, het idee niet meer te kunnen werken?' Bepalend in de probleemanalysefase is of emotionele problemen een actuele rol spelen bij het pijnprobleem, in welke mate deze

een eventuele behandeling in de weg staan en of psychologische
(mede)behandeling geïndiceerd is.

Naast het feit dat emoties een in stand houdende factor kunnen zijn
kan het bespreken en toelaten van emoties 'een band scheppen' en de
cliënt het gevoel geven gehoord en serieus genomen te worden; daarbij kan dit het vertrouwen in de hulpverlener vergroten. Nadat een
cliënt zijn gevoelens heeft geuit kan het goed zijn deze ook concreet af
te ronden of toe te dekken (zie het kader op de volgende pagina).
Soms is dit nodig omdat cliënten het praten over gevoelens of het
uiten van emoties moeilijk kunnen stoppen; het veelvuldig herhalen en
bespreken van emotionele problemen is niet het doel van een ge-
dragsgerichte behandeling.

> Tegen een cliënte die net heeft gehuild over het verlies van haar
> baan: 'Ik voel dat dit inderdaad een heel lastige situatie voor u is,
> ik vind het dapper dat u er zo eerlijk over vertelt. Als u het goed
> vindt, wil ik doorgaan om nog verder te kijken wat u denkt dat de
> oorzaak zou kunnen zijn van uw klachten.'

Bij het toelaten van emoties kan de vraag rijzen, zeker bij de meer
somatisch georiënteerde hulpverleners: 'Blijf ik binnen mijn eigen
vakgebied?' Zoals gezegd horen emoties bij mensen, hulpverleners
moeten in staat zijn om basale emoties te bespreken en cliënten hun
verhaal kunnen laten doen. Als het gevoel ontstaat dat psychologische
factoren te overheersend zijn geldt: bij twijfel de behandeling stoppen
of een deskundige raadplegen.

> – Emotionele gevolgen als gevolg van pijnklachten zoals boos-
>   heid, frustratie, hulpeloosheid, verdriet, enzovoort zijn be-
>   langrijke onderhoudende factoren die geïnventariseerd en
>   toegelaten dienen te worden in een anamnesegesprek.
> – Angst en depressiviteit komen vaak voor bij cliënten met
>   chronische pijn; vraag dit altijd specifiek uit.
> – Ken je grenzen als behandelaar.

Maatschappelijke factoren

Ook maatschappelijke factoren hebben een belangrijke invloed op het
pijngedrag en het functioneren van cliënten. Nodig de partner of

ouders uit bij het anamnesegesprek, of, als deze er niet zijn, andere belangrijke personen uit de omgeving van de cliënt. Met hen kan gekeken en gevraagd worden naar hun invloed op het gedrag van de cliënt. Cliënten met chronische pijn vertonen over het algemeen meer pijngedrag als de partner bij de intake aanwezig is. Na de probleem-analysefase kan de hulpverlener verzoeken de partner ook voor de uitleg mee te nemen.

Behalve personen uit de directe omgeving is de werksituatie, of de uitkering die cliënten krijgen, van belang om naar te vragen. Zeker bij werkverzuim moet goed worden uitgevraagd wat er speelt aan con-tacten met de bedrijfsarts, huisarts en rond eventuele re-integratie-problemen. Het is voor (bedrijfs)fysiotherapeuten in de inventarisa-tiefase aan te raden, zeker bij cliënten met fysiek inspannend werk, samen met de cliënt een bezoek te brengen aan de werkplek. Niet alleen kan contact gelegd worden met de werkgever/leidinggevende, ook kan op de werkplek worden gekeken naar de specifieke werk-zaamheden die een cliënt weer zal moeten uitvoeren. Eventueel kun-nen video-opnamen worden gemaakt van deze werksituatie. Doel hiervan is de situatie nauwkeurig te kunnen nabootsen en oefenen in de behandelfase. Ook schadeclaims, procedures rondom afkeuring en dergelijke kunnen als in stand houdende factoren worden gezien.

Er zijn twee veel voorkomende sociale patronen die klachten sterk in stand kunnen houden:
1 Een overmatig beschermende omgeving en hulpverlening, die meegaan in het ziekteverhaal van de cliënt.
2 Een niet-geïnteresseerde omgeving of geen steun uit de omgeving.

Bij de sociale situaties wordt ook gekeken in welke mate deze situaties geschikt zijn voor het doorvoeren van gedragsveranderingen; denk aan jonge moeders met een druk gezin, mensen met een druk eigen bedrijf of cliënten met een terminale echtgenoot. In dergelijke om-standigheden dienen de consequenties in de uitlegfase meegenomen te worden.

Daarnaast kan de omgang van de cliënt met zijn omgeving een in stand houdende factor zijn: in welke mate wordt pijn als machtsmid-del gebruikt om dingen te kunnen vermijden, hoe gaat de cliënt met zijn omgeving om en welke rol speelt pijn hierbij? Iemand kan ge-sloten zijn en daarom niets vertellen of juist claimend of overgevoelig zijn en zich op de pijn beroepen.

Re-integratieproblemen

De 54-jarige Peter was administratief medewerker bij een ge-meentelijke instelling. Na een lang ziekteproces vanwege rug-klachten (met daarvoor ook al veel afwezigheid wegens ziekte) kwam hij in een graded-activityprogramma. Dit verliep aanvan-kelijk erg succesvol, de bedrijfsfysiotherapeut arrangeerde een gesprek met zijn baas om afspraken te maken voor het re-inte-gratieproces. Gedurende het halfjaar dat Peter thuis zat had hij weinig van zich laten horen en was hij zeer adequaat vervangen door een oud-stagiair die een zeer goede verstandhouding met de baas en de collega's had opgebouwd. De relatie tussen Peter en zijn baas was nooit echt goed geweest. Het gesprek verliep erg stroef en zijn baas gaf aan dat Peter alleen terug hoefde te komen als hij weer volledig inzetbaar was; over een geleidelijk re-inte-gratieproces viel niet te praten. In de periode daarna vertoonde Peter weer meer klachten en zegde hij vaak op het laatste mo-ment af voor de behandeling. Uiteindelijk staakte hij de behan-deling vanwege te veel pijnklachten en viel hij terug in zijn oude pijngedrag.

Inschatten van motivatie voor behandeling

Het inschatten van de motivatie voor een graded-activitybehandeling van cliënten vindt plaats in de probleemanalysefase. In de anamnese wordt een indruk verkregen in welke fase van gedragsverandering iemand zit. Bij het inschatten van de motivatie zijn vooral cognities ten aanzien van de oorzaak van de klacht bepalend. De mate waarin een cliënt openstaat is verder afhankelijk van psychologische factoren (angst, depressie) persoonlijkheid, sociale factoren (ziektewinst, per-sonen in de directe omgeving) of financiële factoren (schadeclaims, uitkeringen). Al deze factoren kunnen in een standaardanamnese aan de orde komen.

Het inschatten of ziektewinst een belangrijke rol speelt bij een cliënt is vaak niet eenvoudig. Vaak is er wel een vorm van weerstand bij deze cliënten, verbaal (vaak een 'ja maar'-antwoord, niet eerlijk zijn in de communicatie) of non-verbaal (afspraken afzeggen, afspraken niet nakomen, te laat komen, ook andere hulpverleners bezoeken). Veelal komt er in de uitlegfase meer duidelijkheid, bijvoorbeeld doordat een cliënt niet akkoord gaat met de uitleg of het behandelvoorstel.

In de probleemanalysefase kunnen ook specifieke vragen worden ge-steld om te beoordelen in welke fase van gedragsverandering iemand verkeert, in hoeverre cliënten openstaan voor een graded-activitybe-handeling en in hoeverre iemand bereid is zijn gedachten los te laten.

Casus Rob
Hulpverlener: 'U hebt nu acht weken een halskraag gedragen. Bent u bereid om te proberen daar geleidelijk mee te stoppen?'

Deze vraag kan verschillende reacties van Rob opleveren:

- 'Nou, dat lijkt me geen goed idee met deze pijnklachten.'
- 'Afbouwen? Nu al? Hoe had u dat gedacht?'
- 'Ja, dat lijkt me een prima eerste stap.'

Deze reacties geven de hulpverlener al een duidelijke indruk van de fase van gedragsverandering.

Casus Ineke
Hulpverlener: 'We zitten nog in de fase dat ik uw klachten in kaart breng, maar als ik u nu zou zeggen dat het goed zou zijn om toch, ondanks de rugklachten, te gaan bewegen, wat is dan uw reactie daarop?'

Deze vraag kan verschillende reacties van Ineke opleveren:

- 'Dat heeft de vorige fysiotherapeut ook geprobeerd en dat heeft me niets als ellende opgeleverd.'
- 'Ik denk dat dat met de hernia die ik heb niet echt verstandig is.'
- 'Ja, dat weet ik niet zo goed, maar ik wil het zeker proberen.'

Probeer in deze fase cliënten na een negatief antwoord niet over te halen. Het is goed om door te vragen op zo'n antwoord, maar in deze fase is het nog te vroeg om de gedachten van cliënten te veranderen.

> – R(ob): 'Nou, dat lijkt me geen goed idee met deze pijnklach-
> ten.'
> H(ulpverlener): 'Waarom vindt u dat geen goed idee?'
> – R: 'Afbouwen? Nu al? Hoe had u dat gedacht?'
> H: 'Dat leg ik volgende keer nauwkeurig uit. Ik was in de
> eerste plaats nieuwsgierig of u er iets in zag. U staat er niet
> onwelwillend tegenover, begrijp ik dat goed?'
> – R: 'Ja, dat lijkt me een prima eerste stap.'
> H: 'Mooi, ik ben blij dat u daar zo positief over bent. De
> volgende keer zullen we de eerste afspraken daarover maken.'

Onder de cognitieve elementen in de casus van Rob zien we twee
duidelijke ziektecognities:
1 een beschadiging van zijn banden in de nek;
2 stijve gespannen spieren (zei de huisarts).
Verder zegt Rob: 'Ik verwacht dat u de spieren gaat masseren en mij
dan vooral heel veel en zware oefeningen laat doen. Indien nodig zal
ik meer medicijnen gaan slikken', en 'Ik begin me langzaam te realiseren hoe de vlag erbij hangt.'
De motivatie voor behandeling bij Rob lijkt groot, zijn cognities lijken
redelijk adequaat en hier kan in de uitleg goed op worden aange-
sloten. Het sensitisatiemodel komt in aanmerking; daar kunnen veel
biopsychosociale elementen aan worden opgehangen. Rob lijkt gemotiveerd voor bewegen, wellicht zal hij moeten worden afgeremd en
zal de nadruk vooral dienen te liggen op ontspannend bewegen. Ook
bij het stellen van de doelen moet gekeken worden of hij niet te veel
van zichzelf vraagt. In de diagnosestelling is het benoemen van het
stadium van gedragsverandering zinvol. Dit stadium bepaalt mede de
strategie in de uitlegfase en behandelfase.

Ineke heeft minder uitgesproken cognities. Ze vindt het maar moeilijk
te geloven dat er 'niets aan de hand' is, denkt zelf aan een hernia of
misschien slijtage.
Hier kan het goed zijn door te vragen op de gedachten over een hernia
en slijtage. Cognities van cliënten over medische aandoeningen verschillen vaak van die van hulpverleners. Daarnaast kan aan de hand
van doorvragen bepaald worden hoe sterk de gedachten van een cliënt
zijn.

> H(ulpverlener): 'U vertelde dat u dacht dat een hernia mogelijk
> de oorzaak zou zijn voor de rukklachten. Wat bedoelt u precies
> met een hernia?'
> I(neke): 'De orthopeed hoorde ik het zeggen toen hij de foto's
> bekeek. Hij had het over een uitstulping maar zei dat ik daar niet
> aan geopereerd kon worden. En mijn fysiotherapeut noemde het
> een hernia. Maar hij vertelde me dat daar de klachten niet van
> kunnen komen. Maar het is toch raar dat er een uitstulping zit,
> en soms voelt het ook net zo dat er iets in de knel zit.'
> H: 'Als ik het goed begrijp twijfelt u daar nog over?'
> I: 'Ja, dat klopt, ik zou het wel prettig vinden uw mening daar
> over te horen.'

Ineke lijkt in de overwegingsfase te zitten maar is nog erg onzeker,
een goede uitleg om vertrouwen te krijgen in de behandeling zal belangrijk zijn.
Lastiger uit te vragen zijn bijvoorbeeld ziektewinst of de rol van schadeclaims. Vaak is echter ook daar open kaart spelen de beste weg:

> 'Je vertelde dat je momenteel een schadeclaim hebt lopen. Stel
> dat het resultaat van deze behandeling zou zijn dat je weer heel
> veel kunt doen, dat kan betekenen dat je schadeclaim veel lager
> uitvalt; dit lijken mij tegenstrijdige belangen.'

Of:

> 'Stel dat deze behandeling erg goed uitpakt. Dat zou betekenen
> dat we ook moeten kijken of je weer aan het werk kan. Zie je dat
> zitten?

LICHAMELIJK ONDERZOEK

Het lichamelijk onderzoek heeft bij chronische pijn een andere functie
dan bij acute pijn. De validiteit en betrouwbaarheid van diagnostische
tests voor pijn zijn over het algemeen erg matig bij chronische pijn.
Tests zijn in de meeste gevallen positief, er wordt vaak pijn aangege-

ven, waardoor differentiëren niet mogelijk is. Het lichamelijk onderzoek wordt om een aantal redenen wel uitgevoerd:
- ter geruststelling van de cliënt;
- om nociceptie uit te sluiten;
- om de mate van pijngedrag en de mate van disuse/nonuse te inventariseren;
- om discrepanties vast te leggen;
- om te onderzoeken op vegetatieve verschijnselen (bijv. hypertonie) en neuropathische pijn (allodynie, hyperesthesie) en andere factoren, zoals kracht, lenigheid, enzovoort uit te sluiten.

Het lichamelijk onderzoek is iets wat cliënten vaak verwachten als hun klachten worden geïnventariseerd. Het is daarom van belang dit inderdaad uit te voeren. Het kan ervoor zorgen dat de cliënt meer vertrouwen krijgt in de uiteindelijke uitkomst van het lichamelijk onderzoek. Daarbij kan uit het lichamelijk onderzoek en de anamnese een zeer concreet en eenduidig beeld komen dat zou kunnen wijzen op een onderliggend, nociceptief, somatisch probleem.
Bij het lichamelijk onderzoek wordt het pijngedrag geïnventariseerd door de actieve en passieve mobiliteit te testen, de kwaliteit van bewegen en bijvoorbeeld een performance taak. Verder kan gekeken worden naar de algehele conditie, kracht en, afhankelijk van de klacht, een 6-minutenloop- of -fietstest.
Specifiek voor chronische pijn zijn de discrepanties die vaak worden gevonden tijdens anamnese en lichamelijk onderzoek. Allereerst zijn de chronische pijnklachten vaak niet te herleiden tot een eenduidig nociceptief substraat of anatomische structuur. Daarnaast is de presentatie van chronische pijn vaak anders dan van acute pijn. Zoals gezegd zijn specifieke pijntests weinig betrouwbaar bij chronische pijn omdat, anders dan bij acute pijn, er geen eenduidig beeld te vinden is: de meeste tests zijn positief, er zijn bewegingsbeperkingen naar meerdere richtingen, een test kan de ene keer wel en de andere keer niet pijnlijk zijn. Al deze bevindingen zijn specifiek voor cliënten met chronische pijn. Ervaring en opleiding van een hulpverlener spelen bij het interpreteren van deze bevindingen een belangrijke rol.
Ook kunnen discrepanties worden gevonden bij een cliënt: tussen bevindingen in anamnese en lichamelijk onderzoek en tussen fysieke tests binnen het lichamelijk onderzoek. Het is aan te raden om tests op verschillende manieren uit te voeren, bijvoorbeeld anteflexie van de schouder in stand of ruglig, of zenuwrektests. Discrepanties duiden niet op het nabootsen van stoornissen. Juist de discrepanties zijn diagnostisch interessant en wijzen op gedragsbeïnvloeding bij de

pijnklacht. Hierbij spelen anticipatiegedrag (van tevoren weten wat pijn gaat doen), klassieke conditioneringsprocessen en angst voor pijn een belangrijke rol. Ook de situatie, zeer veel aandacht hebben voor het optreden van pijn tijdens het lichamelijk onderzoek, speelt een belangrijke rol. Het is uit zeer veel studies bekend dat suggestie, de indruk hebben dat iets pijn gaat doen, een essentiële rol speelt bij het wel of niet ervaren van pijn. Cliënten hebben meestal al eerder een lichamelijk onderzoek gehad en 'weten' wat wel en niet pijn doet. Daarbij hangt vaak veel af van de uitkomst van het onderzoek. Het proberen te 'ontmaskeren' van cliënten door bijvoorbeeld de discrepantie te benoemen heeft geen enkele zin. Er zijn wel cliënten die stoornissen nabootsen; dit komt echter erg weinig voor en is over het algemeen goed te herkennen aan bizar en onlogisch pijngedrag. Met de diagnose nagebootste stoornis dient voorzichtig te worden omgegaan.

Ook het inventariseren van kracht, hypertonie, allodynie/hyperesthesie, lenigheid, enzovoort kunnen deel uitmaken van het lichamelijk onderzoek, aangezien deze ook in een graded-activitybehandeling aan de orde kunnen komen. Maar ook de uitkomsten van dit soort testen worden sterk beïnvloed door de pijn en/of het pijngedrag.

> **Discrepanties in het lichamelijk onderzoek**
> Tijdens het lichamelijk onderzoek bij een cliënt met ernstige rugklachten blijken er forse bewegingsbeperkingen te bestaan; vooral voorwaartse flexie is nauwelijks mogelijk. Kort na het bewegingsonderzoek gaat de mobiele telefoon van de cliënt af. Het toestel zit in de jaszak die over de stoelleuning hangt. De cliënt buigt rustig voorover en pakt de mobiele telefoon uit zijn jaszak …

HULPMIDDELEN; VRAGENLIJSTEN

Hulpmiddelen gebruiken in de probleeminventarisatiefase is te allen tijde aan te raden. Er zijn drie redenen aan te geven voor het gebruik van vragenlijsten:

1 Met vragenlijsten worden op een gestructureerde manier de klachten van een cliënt geïnventariseerd; dit geeft inzicht in veel voorkomende in stand houdende factoren.
2 Vooraf ingevulde vragenlijsten geven veel informatie waarmee de hulpverlener de richting van het anamnesegesprek kan bepalen; de hulpverlener kan doorvragen daar waar nodig. Daarnaast spaart het

veel tijd. Bovendien krijgt de cliënt zelf een idee van de onderwerpen die in de anamnese aan bod zullen komen.
3 Vragenlijsten geven een goed beeld van de klachten op een bepaald moment en kunnen daarmee worden gebruikt om veranderingen c.q. effecten van de behandeling vast te stellen en te rapporteren aan verwijzers. Vragenlijsten kunnen gebruikt worden voor het evalueren van behandelingen in wetenschappelijk onderzoek.

Specifieke vragenlijsten die bijvoorbeeld gedrag inventariseren, of meting van activiteiten c.q. gedragsmonitoring met behulp van stappentellers, dagboeken en dergelijke, kunnen na de probleemanalyse een plaats hebben in de baselinemeting voorafgaande aan de behandeling. De keuze van vragenlijsten en gedragsmonitoring is afhankelijk van de hulpverlener, het doel van de metingen, de validiteit en betrouwbaarheid en andere psychometrische eigenschappen van de meetinstrumenten en de cliënten. In de medische en paramedische wereld worden zeer veel vragenlijsten gebruikt. In hoofdstuk 6 geven wij een suggestie voor een minimale set van vragenlijsten die in de dagelijkse praktijk zonder veel moeite en kosten kan worden gebruikt.

Onder hulpmiddelen worden verstaan: middelen die meer inzicht geven in de bestaande problematiek en deze op een gestructureerde wijze meten en vastleggen.
Onder hulpmiddelen kunnen worden verstaan een numerieke pijnschaal (0-10) om pijn te meten, vragenlijsten, dagboeken om inzicht te krijgen in het gedrag gedurende de dag, anatomische afbeeldingen om pijn in te tekenen.

Stap 2 Probleemanalyse
Na het inventariseren van de klacht is een analyse nodig van de gevonden gegevens. Het doel is een diagnose te stellen, de cliënt uitleg te geven en zo mogelijk een behandelvoorstel te doen.

DIAGNOSE
In de diagnose wordt vermeld wat de klacht is, wat de in stand houdende factoren zijn, of een cliënt al dan niet behandelbaar is en in welke fase van gedragsverandering een cliënt zit c.q. in hoeverre een cliënt gemotiveerd is voor een behandeling. Diagnoses worden uitgebreid beschreven met meerdere elementen uit bijvoorbeeld het SCEGS-model.

Het uitschrijven van de diagnose kan aan de hand van de diverse classificatiesystemen die iedere beroepsgroep hanteert, zoals de ICF-classificatie.

> **Diagnose Rob**
> Bij Rob is er sprake van pijn in de nek en schouders ontstaan na een ongeval, nu zonder duidelijk somatisch substraat. Onderhoudende factoren: spierspanning, disuse, vermijdingsgedrag zowel fysiek als sociaal, mogelijk posttraumatisch stress-syndroom. Altijd een echte doener geweest met een druk bestaan, heeft depressieve kenmerken. Is gemotiveerd voor behandeling, zal afgeremd moeten worden. Consult bij de psycholoog is te overwegen; dient met hem besproken te worden.

> **Diagnose Ineke**
> Langer dan een jaar bestaande rugklachten, acuut ontstaan. Geen somatische afwijkingen, veel vermijding qua fysiek gedrag en sociale activiteiten, veel eerdere behandelingen, onduidelijkheid en onzekerheid over de oorzaak en zorgen over de toekomst. Voelt boosheid en frustratie. Heeft twijfels ten aanzien van de behandeling.

In de analysefase zullen de factoren uit de diagnose naar voren dienen te komen die de klachten kunnen onderhouden en waar graded activity zich op kan richten. Bij Rob zal dat inactiviteit, vermijdingsgedrag, disuse en spierspanning zijn. Onderwerp van behandeling zal ook zijn 'de aard van het beestje', de wijze waarop Rob denkt dit probleem te gaan aanpakken. Vraag is in hoeverre psychologische factoren een interacterende rol spelen bij zijn huidige klachten; een intake bij een psycholoog lijkt te adviseren.

In de analysefase is een aantal vragen essentieel:
- Is de klacht voldoende in kaart gebracht?
- Wat zijn de in stand houdende factoren en is er een verklaringsmodel van te maken?
- Wat is de hulpvraag en de motivatie van de cliënt?
- Is de klacht met de in stand houdende factoren geïndiceerd voor een graded-activitybehandeling?

Het is voor veel cliënten en hulpverleners verhelderend om vóór de uitleg (educatie) een model te kiezen en uit te tekenen. Dit model kan ook gedurende de uitleg worden gemaakt maar dient wel vooraf bedacht te zijn door de hulpverlener. In het geval van Rob zijn de volgende modellen mogelijk:
– het sensitisatiemodel;
– het spierspanningsmodel;
– het belasting-belastbaarheidsmodel (of draagkracht-draaglastmodel).
In de volgende paragraaf (educatie) wordt nader ingegaan op de verschillende modellen.

Niet altijd geeft de analyse een duidelijk beeld. Het is goed mogelijk dat er onduidelijkheid blijft bestaan over de diagnose en de in stand houdende factoren. Een optie is hierover opnieuw een gesprek te voeren om duidelijkheid te creëren; een andere optie is met de verwijzer te overleggen of een andere hulpverlener in te schakelen.
Uit de anamnese kan ook naar voren komen dat er te veel psychologische problematiek speelt. Dit moet duidelijk met de cliënt en met de verwijzer te worden besproken. Mogelijk is een intake bij een psycholoog te adviseren. Er zijn bij een indicatie voor een intake bij de psycholoog een aantal opties:
– de psycholoog vindt geen evidente pathologie en heeft geen bezwaren tegen een behandeling volgens graded activity;
– de psycholoog vindt evidente pathologie en de cliënt staat open voor psychologische begeleiding of multi-disciplinaire behandeling;
– de cliënt staat niet open voor psychologische intake.

Bij een multidisciplinaire behandeling zijn samenwerking en afstemming van groot belang; veelal gaat graded activity prima samen met een psychologische begeleiding en lijken de twee elkaar te versterken. Het regulier samenwerken met een psycholoog en het afstemmen van de zorg met de psychologische benadering (uitlegmodel, de in stand houdende factoren) heeft meerwaarde voor zowel de cliënt als de hulpverleners.

Gevoelens en gedachten van de hulpverlener bij de analyse
Verder brengen we nog een aantal subjectieve elementen aan de orde die bij ieder cliëntencontact een rol spelen. Doel is hulpverleners erop te wijzen dat deze factoren een rol mogen spelen bij de inventarisatie van de klacht, al dient er vanwege de persoonlijke interpretatie zeer

voorzichtig mee omgegaan te worden. Het gaat om subjectieve bevindingen.

Elke cliënt maakt een bepaalde indruk op de hulpverlener, maar de hulpverlener maakt ook een indruk op de cliënt. De hulpverlener moet zich bewust zijn van zijn eigen rol en gedachten en gevoelens tegenover cliënten. In de probleemanalysefase kunnen zijn eigen gedachten en gevoelens een rol spelen in de analyse van de cliënt. Zeker bij cliënten met chronische pijn hebben hulpverleners, zo is uit onderzoek gebleken, vaak negatieve gevoelens en gedachten. Bij een cliënt die heel veel klachten etaleert kunnen onbewust gedachten als 'wat een zeurkous' of 'dit is aanstelleritis' naar voren komen. Deze gedachten zeggen iets over de cliënt maar ook iets over de hulpverlener en de relatie die deze heeft met de cliënt. Wat moet een hulpverlener met dergelijke gedachten? Het is in ieder geval legitiem de vraag te stellen of de betrokken hulpverlener de geschikte persoon is voor deze specifieke cliënt.

Ook gevoelens van hulpverleners kunnen belangrijk zijn. Bekend is het zogenoemde 'niet-pluis-gevoel' of het 'onderbuikgevoel' dat zowel op iets somatisch als iets psychologisch kan duiden. Aan een graded-activitybehandeling beginnen met dit gevoel lijkt onverstandig, omdat het in de presentatie van de hulpverlener zichtbaar zal zijn.

Een ander veel voorkomend fenomeen bij cliënten met chronische pijn is de discrepantie tussen wat je als hulpverlener hoort (veel pijn, veel beperkingen) en wat je ziet (geen grimassen, geen echt pijngedrag, geen tranen). Pijngedrag van cliënten met chronische pijn is totaal anders dan dat van cliënten met acute pijn. Een cliënt met chronische lagerugklachten en een pijnscore van 8 op een 11-puntenschaal vertoont totaal ander pijngedrag dan iemand die net zijn been heeft gebroken en ook een pijnscore van 8 heeft. Het is heel lastig dit te interpreteren, vooral ook omdat bij chronische klachten andere factoren een rol spelen. Essentieel is hier ook om acute pijn niet met chronische pijn te willen vergelijken.

Stap 3 Educatie

Na het inventariseren van de factoren die het probleem in stand houden is ook ingeschat in hoeverre de cliënt bereid is om mee te gaan in een op activiteiten gerichte aanpak. In stap 3 is het zaak om deze bereidheid verder te faciliteren. Dit kan gebeuren aan de hand van gerichte educatie. Niet alleen de inhoud van de educatie – die afgestemd moet zijn op de fase van gedragsverandering waarin de cliënt zit – ook de wijze waarop de educatie gegeven wordt speelt een belangrijke rol. Aansluiten bij het verhaal van de cliënt is een basaal uitgangspunt. Niet aansluiten vergroot de kans op weerstand, waardoor de bereidheid tot gedragsverandering afneemt. De bereidheid van een cliënt om op een andere manier om te gaan met zijn klachten is het gevolg van de interactie tussen hulpverlener en cliënt. De hulpverlener heeft hierbij de belangrijke taak de werking hiervan te stimuleren en te versterken.

Het uiteindelijk wel of niet starten van graded activity wordt in belangrijke mate bepaald door de motivatie van een cliënt om anders naar zijn klachten te kijken en mogelijke andere oplossingen een kans te geven.

Cliënten met chronische pijn zijn in dat opzicht geen homogene groep. De bereidheid om te werken aan verbetering van het dagelijkse functioneren, ondanks de aanwezigheid van pijn, verschilt sterk van persoon tot persoon.

Het uiteindelijke doel van educatie is een gemeenschappelijk verklaringsmodel op te stellen voor de pijn en de onderhoudende factoren en de te volgen behandelaanpak.

Eenmalige uitleg (informatie) schiet hierbij tekort. Faseren en doseren van informatie is noodzakelijk. Binnen de graded-activityaanpak is het zinvol om minimaal twee sessies aan educatie te besteden. Een cliënt moet de aangereikte informatie kunnen verwerken en bespreken met zijn omgeving voordat definitieve keuzes gemaakt worden. En ook tijdens de uitvoering van de behandeling in de stappen 4-8 blijft educatie een belangrijk onderdeel.

Het faciliteren van de bereidheid om gedrag te veranderen is niet hetzelfde als een cliënt proberen te overtuigen. Het vraagt goede communicatievaardigheden (zie onderstaand kader) van de hulpverlener. De cliënt moet zelf kiezen voor een graded-activityaanpak. Hier is een aantal strategieën van educatie beschreven die toepasbaar zijn in de verschillende stadia van gedragsverandering (openstaan, begrijpen, willen, kunnen, doen en blijven doen).

Communicatievaardigheden bij educatie
- Pas je taalgebruik aan, vermijd vakjargon, kies een begrijpelijke metafoor of model.
- Gebruik zo veel mogelijk de woorden en termen van de cliënt uit de inventarisatie.
- Neem een neutrale houding aan, veroordeel en beoordeel niet.
- Toon empathie.
- Vermijd argumenteren, ga flexibel om met weerstand.

- Vat regelmatig samen, kijk of de cliënt het nog begrijpt.
- Bekrachtig uitspraken van positieve acties van de cliënt op het gebied van zelfredzaamheid.
- Teken ter ondersteuning bijvoorbeeld een model.
- Controleer regelmatig of de cliënt het nog begrijpt.
- Laat de cliënt zo veel mogelijk zelf conclusies trekken.

NIET OF NOG NIET OPENSTAAN VOOR GRADED ACTIVITY?
Cliënten die onvoldoende openstaan voor een graded-activitybehandeling zijn onder andere te herkennen aan het feit dat ze geen oog hebben voor niet-biomedische verklaringen, andere factoren zoals emoties of omgevingsinvloeden ontkennen, vragen naar meer en/of betere diagnostiek, een duidelijke voorkeur hebben voor een biomedische ofwel stoornisgerichte behandeling.

Wanneer een cliënt nog onvoldoende openstaat voor graded activity is het niet zinvol om via overtuigen en discussiëren de meerwaarde van graded activity in te laten zien. Overtuigen zal meestal resulteren in het over en weer opsommen van argumenten voor en tegen. Dit soort gesprekken kent geen winnaars. Ga die strijd niet aan maar ga mee met de weerstand die de cliënt oproept. De cliënt heeft immers nog geen zicht op alternatieven voor een andere denk- of handelwijze.

Doel van educatie in deze fase is: de cliënt aan het twijfelen brengen over zijn eenzijdige kijk op het probleem. Zorg ervoor dat de cliënt gaat nadenken over zijn eigen opvattingen en keuzes en de gevolgen hiervan.

Essentieel is dat de cliënt ervaart dat zijn pijnklachten serieus genomen worden. Cliënten met chronische pijn hebben immers vaak een lang traject binnen het medische circuit achter de rug, waarbij ze vaak geconfronteerd worden met voor hen teleurstellende resultaten van diagnostiek en behandeling. Het opbouwen van een vertrouwensrelatie is vanuit dat oogpunt extra belangrijk. Belangrijke communicatievaardigheden in deze fase zijn actief luisteren, empathie tonen en het neutraal bespreken van discrepanties in het huidige gedrag van de cliënt. Een neutrale opstelling houdt in dat het huidige gedrag van de cliënt niet veroordeeld wordt. Kent de hulpverlener in deze fase een waardeoordeel toe dan zal dit vaak weerstand oproepen.

> Breng cliënten die niet openstaan voor graded activity aan het twijfelen over het nut van het continueren van hun zoektocht naar een oorzaak en/of somatische oplossing voor de pijn.

Bij cliënten die niet openstaan voor een andere aanpak is een aantal strategieën te bewandelen. Deze kunnen apart of in combinatie worden toegepast:
– een normale dagindeling beschrijven;
– een voor-en-nadelenmatrix opstellen;
– discrepanties bespreken;
– pijnproblemen veralgemeniseren;
– succes van diagnostiek en behandelingen tot nu toe beschrijven;
– confrontatie.
Deze strategieën worden in willekeurige volgorde besproken.

Cliënten die niet openstaan zijn meestal sterk gefocust op de pijn. De pijn is de oorzaak van alle ellende, door de pijn is niets mogelijk. De pijn is altijd aanwezig, altijd even erg. Om de focus op de pijn te nuanceren en te verbreden kan het behulpzaam zijn een cliënt te vragen een voor hem normale dag te beschrijven. Hoe laat staat de cliënt op? Wat doet hij dan en hoe verloopt de rest van de dag? Daarbij wordt regelmatig gevraagd naar de ernst van de pijn tijdens genoemde activiteiten of bezigheden. In het algemeen fluctueert pijn gedurende de dag; door er als hulpverlener gericht naar te vragen, ontdekt de cliënt dat er mogelijk meer schommeling is dan hij dacht. Vraag dan ook door naar die momenten waarop de pijn meer of minder is. Waardoor komt dat? Vaak liggen oorzaken van verandering in afleiding (minder piekeren), emoties (verdriet, boosheid of juist een vrolijke bui of een blij moment), vermoeidheid (eind van de dag) of een bepaalde inspanning. De cliënt moet nieuwsgierig worden naar het waarom hiervan en vragen om meer uitleg.

> H(ulpverlener): 'Ik wil graag een goed beeld krijgen van uw pijn en de dingen die u wel en niet meer doet. Zou u mij eens kunnen vertellen hoe een normale dag er bij u uitziet? Wat doet u als u wakker wordt, en de rest van de dag?'
> R(ob): 'Mijn dag begint met opstaan natuurlijk. Meestal rond een uur of negen. Dan douche ik en ga ik ontbijten.'

H: 'Hoe verloopt nu de pijn op een dag? Is de pijn altijd hetzelfde of wisselt die?'

R: 'In de ochtend gaat het meestal wat beter. Op het eind van de dag wordt het meestal erger.'

H: 'Is het vrijwel altijd zo dat in de ochtend de pijn minder is en op het eind van de dag slechter?'

R: 'Ja, meestal wel, alhoewel ik soms ook tussendoor wel eens veel meer pijn heb.'

H: 'O ja, wanneer is dat?'

R: 'Als ik me extra moet inspannen. Ik help mijn vrouw wel eens met het huishouden. Ik ruim dan de garage op. Dan moet ik meer en vaker wat tillen. Daarna kan ik het dan echt schudden voor de rest van de dag.'

H: 'Zijn er ook wel eens momenten dat de pijn minder is?'

R: 'Ja, maar niet zo vaak.'

H: 'Wanneer is dat dan?'

R: 'Als mijn kleindochter op bezoek komt. Ja, die kleine is zo leuk en vrolijk. Dan heb ik momenten dat ik niet aan de pijn denk, hè.'

H: 'Zijn er nog meer van dat soort momenten?'

R: 'Als de buren langskomen om te kaarten. Dan ben je er ook niet zo mee bezig, nietwaar? Dan ben ik even afgeleid.'

H: 'Het is goed om te horen dat u nog een aantal dingen doet. Daarnaast hoor ik u zeggen dat de pijn ook wel eens minder is, met name op die momenten dat u wat afgeleid bent. Klopt dat?'

R: 'Ja, dat is inderdaad zo.'

Aan cliënten die dit heel moeilijk vinden kan men vragen om een paar dagen lang een dagboek bij te houden. Op basis van de door de cliënt zelf verzamelde gegevens kan het gesprek hervat worden. Voordeel van zo'n dagboek is dat ingegaan wordt op de dingen die de cliënt zelf heeft opgeschreven. Het zijn geen fictieve voorbeelden maar voorbeelden waardoor de cliënt zich voelt aangesproken en gehoord. Het nadeel is dat het extra tijd kost. Een cliënt die niet openstaat voor de graded-activityaanpak zal, indien hij toch behandeld wordt, een geringere kans op succes hebben. Het is dus de extra inspanning waard om te investeren in de motivatie en de inzichten van een cliënt.

Een mogelijke aanpak die lijkt op de vorige is de cliënt vragen wat de voor- en nadelen zijn van zijn huidige manier van omgaan met de pijn.

Voordelen hebben meestal betrekking op de korte termijn: even minder pijn, even weer gerustgesteld. De nadelen zijn vaker te vinden op de lange termijn: minder kunnen, negatieve emoties.

Het in kaart brengen van voor- en nadelen helpt ook bekrachtigers te vinden voor het huidige gedrag. Wat levert bepaald gedrag de cliënt op? Minder pijn of hulp vanuit de omgeving, aandacht van wie, vermijden van vervelende situaties?

Meestal zitten er discrepanties in het verhaal van de cliënt. Het bespreken van dergelijke discrepanties kan de cliënt helpen zijn inzicht te verbreden. Bespreek deze discrepanties op een neutrale manier. Stel dingen ter discussie zodat de cliënt gestimuleerd wordt om na te denken over zijn eigen gedrag. In het algemeen moet men in deze fase nog geen oplossingen aandragen. Dan dreigt de cliënt te snel in te gaan op een mogelijke oplossing (sociale wenselijkheid), zonder verder zelf na te denken over het waarom. Of het roept weerstand op, zeker bij een cliënt die zeer overtuigd is van zijn eigen manier van omgaan met de pijn. Bij een dergelijke cliënt is het niet zinnig om als hulpverlener oplossingen aan te reiken. Steun de cliënt dan eerst in zijn keuzes, benoem wederom neutraal de discrepanties en wacht totdat de cliënt zelf een andere optie voorstelt. Bij een erg onzekere cliënt die sterk blijft twijfelen, kan het wel goed werken om de discrepanties op een rijtje te zetten en eventuele oplossingen erbij te noemen. Een dergelijke cliënt heeft wat meer informatie nodig om zijn standpunt te bepalen.

C(liënt): 'Ik heb al veel therapie gehad en ik hoop nog steeds dat er iemand is die de pijn kan wegnemen.'
H(ulpverlener): 'Dat is een logische gedachte, aangezien u zoveel pijnklachten hebt. Maar u ziet dat er behalve de pijn ook andere dingen veranderen. Daar zou u ook naar kunnen kijken, hoewel het uw keuze is om dat niet te doen. Wellicht zou ik het zelf ook zo doen, maar op een gegeven moment zou ik, denk ik, ook eens gaan kijken wat ik ermee opschiet om alleen een oplossing voor de pijn te blijven zoeken.'
C: 'Precies.'
H: 'Maar ik zou het dan wel erg vervelend vinden als achteraf blijkt dat ik heel lang naar een oplossing heb gezocht en ondertussen is mijn lichamelijke toestand onnodig verslechterd.'

> C: 'Maar een pijnbehandeling helpt vaak wel even, en dan kan ik wel weer dingen doen in die tijd.'
> H: 'Eventjes?'
> C: 'Ja, die pijn komt tot nu toe altijd weer terug.'
> H: 'Oké, dan heeft u dus wel voor een korte periode minder last gehad en hebt u weer wat kunnen doen?'
> C: 'Ja.'
> H: 'Blijkbaar vindt u dingen kunnen doen voor uzelf belangrijk. Zou u het eens op een andere manier willen aanpakken om ervoor te zorgen dat u weer vaker dingen kunt doen die u graag doet?'

Een andere manier om pijn en de gevolgen bespreekbaar te maken is voorbeelden geven van andere cliënten met hetzelfde probleem. Veel cliënten hebben het idee dat zij de enigen zijn bij wie alles misgaat, dat alleen bij hen de pijn chronisch is geworden en dat ze mogelijk zelf schuld hebben of iets verkeerd doen. Vertel de cliënt dat er meer mensen zijn die chronische pijnklachten hebben en voor wie ook vaak niet duidelijk is waar de klachten vandaan komen. Geef aan dat de huidige pijn en de daarbij voorkomende problemen heel 'normaal' zijn. Het is logisch dat je, als je pijn voelt, minder actief wordt. Door in het algemeen te spreken over klachten of factoren die andere mensen met pijn hebben, kan een cliënt mogelijk herkenning en erkenning vinden. Dat maakt de cliënt meer bereid om opener over zijn pijn te praten en te benoemen wat er allemaal speelt.

> H: 'Helaas zie ik vaker mensen met chronische pijn voor wie onduidelijk is waar de pijn vandaan komt.'
> C: 'Oh ja, ik dacht altijd dat ze alleen bij mij niets konden vinden.'
> H: 'Nee hoor, dat is zeker niet het geval. Uit onderzoek blijkt dat ongeveer 20% van alle mensen in Nederland chronische pijnklachten ervaart. Ik zie regelmatige mensen met chronische pijn.'
> C: 'En hebben die allemaal hetzelfde als ik?'
> H: 'Nee, niet alle pijnklachten zijn hetzelfde natuurlijk. Wel zie ik vaak dezelfde dingen terug. Bij de een wat meer dan bij de ander.'

C: 'Wat dan?'
H: 'Veel mensen zijn bijvoorbeeld als gevolg van pijn hun baan kwijtgeraakt en sommigen ook goede vrienden. Vaak zie ik nogal wat negatieve emoties zoals verdriet en boosheid. Herkent u dat?'

Of:

H: 'Ik behandel vaker mensen met chronische pijn. De meesten geven aan dat dit invloed heeft op hun emoties. Sommigen zijn erg verdrietig en somber, anderen zijn boos omdat die pijn maar niet weggaat. Speelt dit mogelijk ook bij u een rol?'
C: 'Ja natuurlijk, zoiets laat je niet onberoerd. Maar het is niet de oorzaak van de pijn!'
H: 'Nee dat is het niet. Maar wat ik hoor is dat veel mensen aangeven dat hoe ze in hun vel zitten wel van invloed is op hun pijn. Als je je geestelijk slechter voelt ervaar je de pijn ook anders.'
C: 'Ja, dat klopt, dat is bij mij ook zo.'

Pijn is meestal een negatieve ervaring, die aanleiding kan zijn om alles in een negatief daglicht te plaatsen. Richt het gesprek daarom op dingen die wél kunnen, die de cliënt nog wél doet. Ga niet in op dingen waarvan je weet dat die (waarschijnlijk) niet realiseerbaar zijn (bijv. 'de oorzaak vinden' of 'volledig pijnvrij worden'). Zowel cliënten als hulpverleners zien klachtenreductie vaak als teken van verbetering. Maar ook zonder klachtenreductie (pijnvermindering) is door een graded-activitybehandeling ook verbetering mogelijk (activiteitentoename). Richt daarom het gesprek in eerste instantie op activiteiten die een cliënt nog wel doet of kan. De tendens is vaak om te spreken over de beperkingen, terwijl de kunst nu net zit in het ombuigen en benadrukken van de mogelijkheden en de activiteiten die juist wel gelukt zijn. Daarnaast is het belangrijk om inzicht te hebben in de motieven van de cliënt om sommige activiteiten (nog) wél uit te voeren. Bespreek waaróm de cliënt daar nog wel toe in staat is, of laat de cliënt hiervoor zijn motieven opnoemen en bespreek wat het de cliënt 'oplevert'. Benadruk het positieve van actief bezig zijn. Deze motieven kunnen wellicht ook ingezet worden op andere gebieden. Ga dus op zoek naar (andere) middelen waarmee de cliënt zijn belangrijke motieven kan realiseren. De vraag is dan: wil de cliënt dit soort activiteiten nog verder uitbreiden, of wil de cliënt eventuele andere activiteiten niet ook weer oppakken? Door in te gaan op wat wel (nog) kan, op wat de cliënt blijkbaar belangrijk vindt, wordt het nadenken over vervolgstappen bij de cliënt gefaciliteerd in een andere richting dan alleen pijnafname. Zodra een cliënt andere oplossingen ook als een optie in overweging neemt, komt het proces van gedragsverandering op gang.

> H: 'Uit uw verhaal hoor ik dat u een aantal zaken steeds bent blijven doen, ondanks de pijnklachten. Dat is heel knap van u. Mijn vraag is waarom u juist deze activiteit bent blijven doen en andere niet?'
> C: 'Dat vind ik belangrijk. Ik wil toch blijven biljarten. Dat doe ik mijn hele leven al'
> H: 'Dus ook al heeft u pijn, u wilt toch blijven biljarten. Dat is belangrijk voor u.'
> C: 'Ja, want als ik dat niet meer kan, stort mijn leven in.'
> H: 'Zijn er nog andere activiteiten die belangrijk voor u zijn of waaraan u altijd veel plezier beleefde?'
> C: 'Vroeger had ik altijd veel plezier in vissen.'
> H: 'Zou u dat nu ook weer willen kunnen?'
> C: 'Ik weet het niet, ik denk van wel.'
> H: 'Hoe erg mist u deze dingen? Als u ze weer zou kunnen doen, ook al zou de pijn niet minder worden, is een eventuele behandeling voor u dan geslaagd?'

Een andere strategie is het bespreken van het succes van de 'behandelingen' tot nu toe. Laat de cliënt aangeven welke diagnostiek en behandelingen hebben plaatsgevonden in de loop van de tijd. Vraag daarbij naar het resultaat ervan op korte en lange termijn. Vraag naar wat de cliënt nu zelf doet om zijn pijn de baas te blijven en hoe goed dat lukt. Eigenlijk is dit ook een soort voor-en-nadelenmatrix, maar dan specifiek gericht op de behandelaanpak tot nu toe. Vraag ook door naar verwachtingen van het effect van de behandeling. Had de cliënt zelf verwacht dat de behandelingen zouden helpen, en waarom heeft het niet geholpen? Welke verklaring voor de klachten hebben de huisarts of andere hulpverlener(s) aangereikt? Wat vindt de cliënt van die verklaringen? Hoeveel vertrouwen heeft een cliënt in die andere hulpverlener(s)? Op basis van de antwoorden kan een logische constatering zijn dat er tot nu toe blijkbaar geen vooruitgang is geboekt, ondanks alle pogingen, dat het verwachte werkingsmechanisme (bijv. rust nemen, activiteiten vermijden) niet heeft gewerkt en dat bepaalde verklaringen (zoals 'belasten bij pijn is slecht') dus misschien niet kloppen. Vat in deze fase regelmatig belangrijke punten samen en trek samen met de cliënt tussentijdse conclusies. Laat de cliënt zelf tot deze conclusies komen en/of zijn mening hardop uitspreken. Constateer uiteindelijk gezamenlijk dat er sprake is van een ernstig probleem en dat dat een behoorlijke impact heeft op het dagelijkse functioneren en de emotionele toestand van de cliënt. Bij (sub)acute klachten kan de conclusie zijn dat de huidige aanpak nog altijd niet heeft geleid tot vooruitgang en dat er een risico is op langdurige klachten. De ham-vraag is dan 'wilt u op deze manier doorgaan?' en/of 'hoe groot acht u de kans dat een zelfde op de pijn gerichte behandeling nu wel suc-cesvol zal zijn?'

Voorbeeldvragen
- Kunt u me vertellen of de pijnklachten de afgelopen tijd zijn verbeterd, hetzelfde zijn gebleven of erger zijn geworden?
- Wat kunt u momenteel zelf doen om de pijn onder controle te houden? Hoe goed werkt dat?
- Wat is in het verleden al aan behandelingen uitgevoerd? Wat was het uiteindelijke resultaat van deze behandelingen?
- Als u alle behandelingen van het afgelopen jaar op een rijtje zet, wat is dan uw conclusie?

Een tussentijdse conclusie kan luiden: 'Uw klachten zijn eigenlijk alleen maar toegenomen als ik u goed beluister. Ik hoor u vertellen dat er al veel gedaan is om de pijn te verhelpen. U bent al bij diverse specialisten geweest. Helaas heeft dat voor u niet veel opgeleverd. Alles op een rijtje zettend moet ik concluderen dat ik daar niets meer aan kan toevoegen. Ik kan u helaas ook geen kant-en-klare oplossing voor de pijn aanbieden. Als ik het zou kunnen zou ik het natuurlijk direct doen. Maar ik denk niet dat mogelijk is. Wel zie ik dat de pijn grote invloed heeft op uw dagelijkse doen en laten. Ik zie dat de pijn u erg hindert in het uitvoeren van activiteiten. Ik zie wel mogelijkheden om deze, samen met u, te gaan verbeteren. Wat vindt u hiervan?'

Een niet vaak bewust, wel regelmatig onbewust gebruikte methode, is confrontatie. Bij erg vasthoudende cliënten kan confrontatie wel eens 'de boel openbreken'. Een confrontatie kan vooraf met de huisarts worden besproken om één lijn te trekken. Verder is confrontatie eigenlijk alleen mogelijk bij cliënten die vertrouwen in je hebben en met wie al een band bestaat. Daarnaast is een confrontatie alleen geschikt voor degenen die 'het aankunnen' en er beter van kunnen worden. Neem de tijd voor een confrontatie en bedenk vooraf de mogelijke scenario's, weet ook goed wat je vertelt en waarom en laat het bovenal echt zijn (je mag best je emoties tonen).

'We hebben nu drie afspraken gehad en ik doe mijn uiterste best om u uit te leggen wat er aan de hand is, maar het enige wat u zegt is "dat zal wel" of "ja maar". Als u denkt dat u het zelf beter weet, dan kunnen we beter nu met de behandeling stoppen.'

Of:

'U zegt wel dat u het begrijpt, maar u geeft me continu het gevoel dat u er helemaal niet achter staat.'

De genoemde strategieën overlappen elkaar voor een deel en kunnen natuurlijk ook door elkaar gebruikt worden. Als hulpverlener is het in deze fase eveneens van belang om je eigen mening over behandeling helder en duidelijk aan te geven. Geef het aan als je de kans op een succesvolle pijnbehandeling niet reëel acht. Ook het aangeven van je eigen grenzen is noodzakelijk. Vertel de cliënt duidelijk dat ook jíj de oplossing voor de pijn niet in huis hebt. Als dit niet of onduidelijk gebeurt kan de cliënt toch vragen om een pijngerichte behandeling uit te proberen: 'U bent immers de deskundige op het gebied van pijn? Misschien dat het u wel lukt!' Als hulpverlener kom je dan in een lastig parket terecht, omdat je vervolgens weer uit moet leggen dat het niet reëel is zo te redeneren. Geef wel altijd aan dat je mogelijkheden ziet voor een behandeling om de negatieve gevolgen, zoals problemen in het dagelijkse functioneren, aan te pakken. Door het aangeven van de eigen mogelijkheden, van wat kan en niet kan, wordt het proces van verandering van inzichten bij de cliënt bevorderd. Het dwingt de cliënt om actief na te denken en een beslissing te maken. De hulpverlener legt daarmee de verantwoordelijkheid bij de cliënt.

Bij een cliënt die niet openstaat voor een andere, niet op de pijn gerichte behandeling kan het zinvol zijn het eerste gesprek hier te be-

eindigen. Vraag de cliënt om er thuis nog eens rustig over na te denken
en het met zijn partner of andere gezinsleden te bespreken. Ook kan
een huiswerkopdracht meegegeven worden om de cliënt te laten re-
gistreren wat hij allemaal niet meer kan vanwege de klachten en wat
dit met hem doet. Zorg ervoor dat de cliënt gaat nadenken over zijn
eigen keuzes en de gevolgen daarvan tot nu toe. De regie ligt, zoals
eerder gezegd, bij de cliënt zelf. Sommige cliënten stellen zich erg
afhankelijk op. Een bekende valkuil is dat de hulpverlener uiteindelijk
gaat 'invullen' voor de cliënt.

Uiteindelijk gaat het erom te concluderen of de cliënt wel of niet
voldoende openstaat om door te gaan met de aanpak volgens de
principes van graded activity. Als een cliënt uiteindelijk niet open gaat
staan voor een andere zienswijze, dan stopt in feite hier de behandeling. Geef in zo'n geval altijd wel aan dat een cliënt er nog maar eens
over moet nadenken en bijvoorbeeld over drie weken nog eens telefonisch contact op kan nemen. In principe kan een cliënt, als hij wil,
altijd terugkomen.
In voldoende mate openstaan voor graded activity wil nog niet zeggen
dat de cliënt nu alles begrijpt en dat de educatie stopt. De cliënt schuift
door naar de volgende fase van gedragsverandering, waar andere
informatie nodig is om het proces van gedragsverandering verder in
gang te zetten.

BEGRIJPEN
Een cliënt die openstaat voor graded activity zal voordat hij er defini-
tief mee in zee gaat nog antwoorden willen krijgen op diverse vragen.
De vragen die cliënten in het algemeen hebben over hun pijn en/of
klachten zijn reeds benoemd in het model van Leventhal (hoofdstuk
2). Een cliënt heeft onder meer behoefte aan een verklaringsmodel.
Hoe is het mogelijk dat ik pijn voel en dat niemand een oorzaak kan
vinden?
Doel van de educatie is dat de cliënt inzicht krijgt in factoren die
bijdragen aan het in stand houden van de klachten en dat de diverse
onderdelen van het huidige probleem verhelderd worden. Een goede
verklaring geeft inzicht in de redenen voor het aanhouden van de pijn
(in stand houdende factoren) en in de korte- en langetermijngevolgen
van de huidige manier van omgaan met pijn. De korte- en langetermijngevolgen zijn daarbij mogelijke aangrijpingspunten voor een behandeling. Het komt er dus op neer de cliënt uit te leggen waarom
pijn, zonder duidelijke lichamelijk oorzaak, toch kan blijven voortbestaan.

Een verklaring geven voor pijn en de mogelijke oorzaken is een lastig karwei. Vertrekpunt is het eigen verhaal (opvattingen over oorzaak, aanpak, enz.) van de cliënt. Bied dus geen standaardverhaal aan, maar haak waar mogelijk in bij wat de cliënt heeft verteld. Het verhaal van de cliënt is reeds geïnventariseerd tijdens de anamnese (stap 1 en 2) en is de basis van de educatie waarmee het inzicht van de cliënt in zijn eigen probleem aangepast kan worden. Het uitwerken van een breder verklaringsmodel is een gezamenlijk proces, waarin de cliënt zo veel mogelijk zelf invulling moet geven aan de verklaring. Daarbij is het kijken naar gevolgen veel zinvoller dan het blijven focussen op een verklaring.

Twee voorbeelden van 'pijneducatie' zijn hier uitgewerkt: het pijngevolgenmodel en het sensitisatiemodel, aan de hand van de metafoor van het inbraakalarm. Binnen deze modellen kan op aparte onderdelen weer gebruik worden gemaakt van specifiekere modellen om bepaalde verschijnselen uit te leggen. Denk daarbij aan de vicieuze cirkel spierspannning – pijn – spierspanning en het belasting-belastbaarheids- of draaglast-draagkrachtmodel.

Pijngevolgenmodel

Educatie aan de hand van het pijngevolgenmodel kan individueel of in groepsverband plaatsvinden. De hulpverlener presenteert het hoofdschema, zoals weergegeven in figuur 5-4. Het model wordt stap voor stap opgebouwd. We beginnen bij oorzaak en pijn en werken vervolgens door naar de gevolgen. De cliënt vult het model in op basis van zijn eigen ervaringen en opvattingen. Hiervoor krijgt de cliënt een invulformulier aangereikt (bijlagen 1 en 2). Als voorbeeld nemen we de casus Ineke.

De hulpverlener doorloopt samen met Ineke de in de anamnese door Ineke genoemde opvattingen over de pijn en diagnostiek en behandelingen tot nu toe. Dit kan in de vorm van een samenvattend gesprek of het kan op papier worden uitgewerkt in het kader van het pijngevolgenmodel. De hulpverlener vraagt Ineke naar haar ideeën over pijn en de oorzaak van haar klachten. Verder vraagt de hulpverlener aan Ineke om het tot nu toe gevoerde medische beleid en haar mening daarover in te vullen in een schema (figuur 5-5 en bijlage 1). De algemene conclusie op basis van deze invuloefening kan zijn dat de oorzaak niet precies bekend is, dat er al veel behandelingen gericht op de pijn zijn uitgevoerd, maar zonder succes. De vraag is of Ineke denkt dat doorgaan op deze manier uiteindelijk wel tot succes kan leiden of dat er iets anders moet gebeuren.

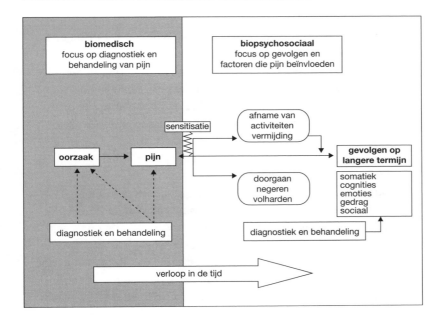

Figuur 5-4 *Pijngevolgenmodel.*

I(neke) vraagt zich af hoe het toch kan dat ze zoveel pijn voelt en dat niemand de oorzaak kan vinden. Ze stelt zich toch niet aan! Ze voelt echt pijn.

H(ulpverlener): 'U heeft mij zojuist verteld wat uw klachten precies zijn en ik heb u verder lichamelijk onderzocht. Ik kom tot dezelfde conclusie als de huisarts en de anderen die u hebben behandeld. Ook ik kan helaas geen lichamelijke afwijkingen vinden die uw pijnklachten volledig kunnen verklaren. Wel zie ik duidelijk dat u pijn heeft en dat die pijn u erg hindert in uw dagelijkse doen en laten.'

I: 'Ja, dan kan wel zo zijn, maar dat heb ik al vaker gehoord. Ik snap dat toch niet echt. Hoe kun je nu pijn voelen en er is zogezegd niets?'

H: 'Ik begrijp dat u graag wilt weten wat de oorzaak van uw klachten is. Dat zou ik als ik pijn zou voelen natuurlijk ook willen weten. Ik wil daarom met u bespreken wat we nu weten over de oorzaak en wat er aan gedaan is tot nu toe. Als we dat gedaan hebben wil ik ook kijken naar de gevolgen die de pijnklachten voor u en uw gezin op dit moment hebben.'

I: 'Dat lijkt me wel goed. Ik ben wel benieuwd; als u maar niet ook weer begint dat de pijn tussen mijn oren zit!'

H: 'Nee hoor, dat wil ik helemaal niet gaan beweren. Ik zeg niet dat die gevolgen de oorzaak zijn van uw pijn. Maar het kunnen wel factoren zijn die meespelen en invloed hebben op de ernst van de pijn. Ik wil u eerst vragen wat volgens u pijn is, wat komt er in u op als u aan pijn denkt?'

I: 'Gewoon, pijn betekent dat er iets kapot is in je lichaam of dat je een ontsteking hebt of zoiets.'

H: 'Ja, dat is een logische en normale gedachte. Pijn, hebben we geleerd, is een alarmsignaal dat er iets mis is. Wat denkt uzelf dat er mis is in uw rug? Wat gebeurt er in uw rug als de pijn voelt? Kunt u me daarvan een beschrijving geven?'

I: 'Ja, ik ben geen dokter of zo. Ik weet het ook niet precies. Het klinkt misschien belachelijk maar ik denk dat die tussenschijf in mijn rug steeds platter wordt, althans dat hebben de dokters me verteld. Ik denk, en zo voelt het ook aan, dat als die schijf platter wordt, zenuwen onder druk komen te staan en afgekneld worden. Zeker als ik zware dingen moet doen of tillen. En als dan over een tijdje niets meer over is van die schijf, ja dan ben ik bang dat ik nog minder zal kunnen.'

H: 'Dat is een helder beeld van hoe u dat voelt. Laten we dat even noteren in het schema. Ik zal u zo meteen wat meer vertellen over het platter worden van die tussenschijf, zoals u dat noemt. Wat dat precies is en hoe dat verder gaat in de toekomst. Eerst wil ik u nog vragen om te vertellen wat er gedaan is aan onderzoek en behandelingen tot nu toe. Ook dat zetten we in het schema.'

Cliënten vormen zich allemaal een beeld van wat er in hun lichaam gebeurt. Daarbij 'visualiseren' zij dit in algemene termen: er breken (of brokkelen) stukjes af (artrose), het schuurt langs elkaar (slijtage), zenuw wordt afgekneld, tussenschijf kan er tussen uitspringen (hernia), wervels zakken in elkaar, enzovoort. Deze beelden zijn vaak bizar en irreëel. Bedenk echter dat cliënten leken zijn, voor hen zijn deze beelden echt en sturend voor het gedrag. De beelden worden overigens gevoed door de biomedische uitleg van hulpverleners (Rainville et al. 2000).

Wat is volgens u de oorzaak van pijn?
Pijn is een teken dat er iets kapot is. Versleten tussenwervelschijf. Deze wordt steeds platter en daardoor wordt een zenuw afgekneld. Door bewegen of druk op de rug wordt de tussenwervelschijf steeds platter.

▼

Welke diagnostiek is uitgevoerd om de oorzaak van de pijn te vinden?	**Welke behandeling heeft u gehad voor de pijn?**
– onderzoek huisarts – bloedonderzoek – onderzoek orthopeed – röntgenonderzoek – lichamelijk onderzoek door manueel therapeut en osteopaat	– pijnstillers – fysiotherapie (oefeningen en massage) – manuele therapie – osteopathie ('kraken') – zenuwblokkade

▼ ▼

Resultaten van diagnostiek	**Resultaten van de behandeling**
– artsen zeggen dat er niets te vinden is – slijtage	– soms kortdurende pijnvermindering – uiteindelijk steeds slechter

▼ ▼

Welke conclusies trekt u hieruit over oorzaak, diagnostiek en behandeling van de pijn?
– Veel onderzoek en behandeling gericht op oorzaak en pijnbehandeling. Hebben niet het gewenste resultaat gehad. Doorgaan op deze manier lijkt niet zinvol.

Figuur 5-5 *Invulschema 1.*

H: 'Ik heb u zojuist wat meer verteld over "slijtage" (natuurlijk proces, geen dramatische gevolgen zoals Ineke zich voorstelt, belasting werkt juist positief). Als we naar het schema kijken dat u hebt ingevuld dan valt mij op dat er behoorlijk wat onderzoeken en behandelingen hebben plaatsgevonden. Helaas voor u ook nog met weinig succes uiteindelijk. Bent u dat met me eens?'
I: 'Ja, zeker als je het zo op een rijtje ziet staan, dan is er veel gedaan, en inderdaad, ik ben er weinig mee opgeschoten.'
H: 'Denkt u dat doorgaan op deze manier zinvol is?'
I: 'Nou niet echt, maar wat moet ik anders?'

Een gezamenlijke conclusie wordt genoteerd.

H: 'Laten we dan nu kijken wat in de loop van de tijd ontstaan is aan mogelijke gevolgen. Kunt u aangeven wat u minder bent gaan doen of waarmee u gestopt bent vanwege de pijn?'

I: 'Dat is nogal wat! Momenteel ben ik…..'

Ineke vult nu het gevolgenschema (figuur 5-6 en bijlage 2) in vanuit het perspectief van het dagelijks functioneren (gedrag).

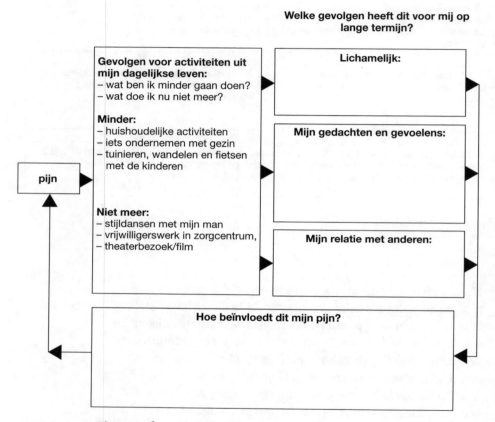

Welke gevolgen heeft dit voor mij op lange termijn?

Gevolgen voor activiteiten uit mijn dagelijkse leven:
– wat ben ik minder gaan doen?
– wat doe ik nu niet meer?

Minder:
– huishoudelijke activiteiten
– iets ondernemen met gezin
– tuinieren, wandelen en fietsen met de kinderen

Niet meer:
– stijldansen met mijn man
– vrijwilligerswerk in zorgcentrum,
– theaterbezoek/film

pijn

Lichamelijk:

Mijn gedachten en gevoelens:

Mijn relatie met anderen:

Hoe beïnvloedt dit mijn pijn?

Figuur 5-6 *Invulschema 2.*

H: 'U benoemt een aantal dingen die u niet meer doet en een aantal dingen die u minder doet. Dat zijn er zo te zien nogal wat. Merkt u daar ook lichamelijk iets van?'
I: 'Ja, mijn conditie gaat natuurlijk achteruit. Ik ben sneller moe en ik kan minder aan.'

Ineke noteert steeds haar eigen opvattingen en gedachten die ze zelf benoemt in het schema. De hulpverlener loopt de diverse dimensies in willekeurige volgorde af en vraagt daarbij steeds wat dit voor consequenties heeft op lichamelijk, mentaal, emotioneel en sociaal vlak (figuur 5-7).

> H: 'Ik kan me voorstellen dat dit alles u niet onberoerd laat. Kunt u mij aangeven welke gevoelens dat bij u teweegbrengt?'
>
> I: 'Nou ja, je wordt er niet vrolijk van. Ik ben de laatste tijd wel vaker verdrietig. Zeker als ik nu op tv naar dansprogramma's kijk. Goh, wat mis ik dat erg. Ik kan er vaak niet naar kijken.'
>
> H: 'Dat heeft dus vooral met uw hobby dansen te maken. En het feit dat u niet meer aan vrijwilligerswerk doet?'
>
> I: 'Ja, ik mis natuurlijk het contact met mijn collega's van het verzorgingshuis en de hele dag thuis zijn is niets voor mij. Ik voel me zo nutteloos dan. Ik kan ook minder in huis doen. Dat vindt mijn man ook al niet leuk, dus dat maakt het er niet leuker op bij ons op dit moment.'
>
> H: 'Heeft dit ook nog gevolgen gehad voor uw sociale activiteiten, uw kennissen en vriendenkring?'

Bij cliënten die dit moeilijk kunnen verwoorden kan het helpen om enkele neutrale opmerkingen te maken om emoties of omgevingsfactoren aan te kaarten, zoals: 'Ik heb al meer mensen met chronische pijn behandeld. Van veel mensen hoor ik dat de pijn ervoor zorgt dat ze zich somber voelen, dat ze zich boos maken … Is dit misschien ook zo bij u, herkent u dit bij uzelf?' of 'van veel cliënten hoor ik dat ze goede vrienden kwijt zijn geraakt, minder sociale contacten hebben. Herkent u dit?'

Tijdens het invullen is het goed om met de cliënt het verband tussen de gevolgen (minder actief zijn, emoties en sociale factoren) en de pijn te bespreken. Bijvoorbeeld met betrekking tot de fysieke conditie:

> H: 'U vertelt me dat u vindt dat uw fysieke conditie achteruit is gegaan. Wat zou dit voor invloed kunnen hebben op de pijn, volgens u?'
>
> I: 'Ik zou het niet direct weten. Wat bedoelt u?'
>
> H: 'Stelt u zich eens voor dat twee mensen dezelfde, zware,

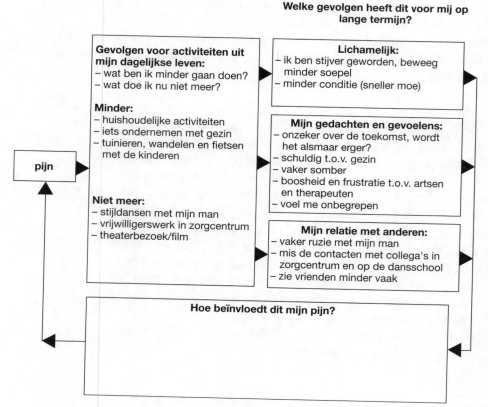

Welke gevolgen heeft dit voor mij op lange termijn?

Gevolgen voor activiteiten uit mijn dagelijkse leven: – wat ben ik minder gaan doen? – wat doe ik nu niet meer? **Minder:** – huishoudelijke activiteiten – iets ondernemen met gezin – tuinieren, wandelen en fietsen met de kinderen **Niet meer:** – stijldansen met mijn man – vrijwilligerswerk in zorgcentrum – theaterbezoek/film	**Lichamelijk:** – ik ben stijver geworden, beweeg minder soepel – minder conditie (sneller moe)
	Mijn gedachten en gevoelens: – onzeker over de toekomst, wordt het alsmaar erger? – schuldig t.o.v. gezin – vaker somber – boosheid en frustratie t.o.v. artsen en therapeuten – voel me onbegrepen
	Mijn relatie met anderen: – vaker ruzie met mijn man – mis de contacten met collega's in zorgcentrum en op de dansschool – zie vrienden minder vaak

pijn

Hoe beïnvloedt dit mijn pijn?

Figuur 5-7 Invulschema 3.

lichamelijk activiteit moeten uitvoeren en de een verkeert in goede lichamelijke conditie en de ander niet. Wie zal er volgens u het eerste klachten of pijn kunnen krijgen?'
I: 'Nou, waarschijnlijk die met de slechtere conditie.'
H: 'Waarom denkt u dat?'
I: 'Omdat die meer boven zijn macht moet werken, meer moet forceren, en daardoor sneller moe is.'
H: 'Juist, dat zou heel logisch zijn. Hoe is dat dan nu bij uzelf? Wat kan de slechte conditie te maken hebben met uw pijn?'
I: 'Dat ik sneller pijn voel als ik nu iets doe?'
H: 'Ja, bijvoorbeeld, en wat als de conditie verbetert?'
I: 'Dat ik dan meer zou kunnen doen voordat ik meer pijn krijg, misschien?'

H: Mogelijk, ja. In ieder geval kunnen we samen concluderen dat uw conditie dus een steentje bijdraagt aan uw pijn en aan het minder kunnen doen. Hier zouden we met een gerichte behandeling wat mee kunnen doen. Als u dat wilt natuurlijk.'

Ditzelfde principe, waarbij de cliënt zelf verbanden legt tussen de in stand houdende factoren en pijn, moet men toepassen op het domein gedachten en gevoelens en sociale factoren. Laat de cliënt zelf relaties leggen tussen emoties en pijn: in een situatie waarin je je ellendig en nutteloos voelt is de pijn vaak intenser. Leuke of nuttige dingen kunnen doen, je rol vervullen binnen je gezin geeft plezier en voldoening. Als een cliënt zich beter voelt is de pijn minder 'erg'. Denk ook aan pijn bij verlies van een dierbare, of pijn bij afgewezen of niet serieus genomen worden.
Laat voor sociale factoren zien dat er relaties bestaan tussen sociale factoren en pijn: enerzijds de relatie tussen stress, spierspanning en pijn, anderzijds aandacht voor de pijn. Bij afleiding blokkeren hersenen voor een deel het doorgeven van pijnsignalen. Bij vermindering van sociale activiteiten is er ook minder afleiding. De geloofwaardigheid van deze relaties neemt toe naarmate de cliënt ze zelf invult. Dit kan ter plekke gebeuren of als huiswerkopdracht worden meegegeven. Voor het uitleggen van deze relaties kan men weer gebruik maken van andere modellen: het spierspanningsmodel, het sensitisatiemodel of het belasting-belastbaarheidsmodel. Uiteindelijk ontstaat een verklaringsmodel (figuur 5-8) met tijdens de educatie verzamelde gevolgen, die weer aangrijpingspunten voor therapie kunnen zijn. De fysio-, oefen- of ergotherapeut kan ingaan op het verlies aan activiteiten, terwijl een psycholoog/maatschappelijk werker zou kunnen ingaan op sombere gevoelens, angst of omgevingsproblemen. Welke en wanneer bepaalt de cliënt.

Verklaringsmodel van Ineke
Verklaringsmodel van Ineke: er is sprake van lage rugpijn, die deels veroorzaakt wordt door slijtage. De opvatting dat bewegen slecht zou zijn voor de rug (slijtage) hebben geleid tot minder actief zijn, waardoor de lichamelijke conditie is verslechterd en een aantal zingevende taken en rollen is weggevallen, wat weer leidt tot negatieve gevoelens van somberheid en schuld. Deze factoren samen dragen bij aan de pijn zelf en aan het slechtere dagelijkse functioneren. Het oppakken van

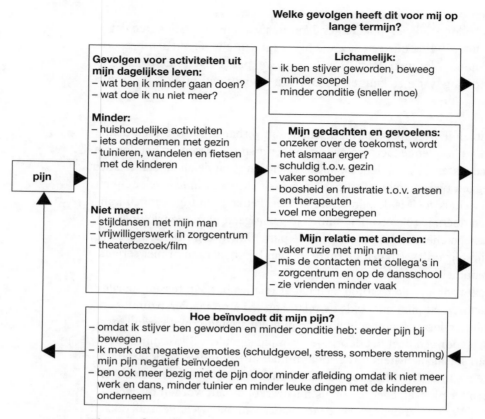

Welke gevolgen heeft dit voor mij op lange termijn?

Gevolgen voor activiteiten uit mijn dagelijkse leven:
– wat ben ik minder gaan doen?
– wat doe ik nu niet meer?

Minder:
– huishoudelijke activiteiten
– iets ondernemen met gezin
– tuinieren, wandelen en fietsen met de kinderen

Niet meer:
– stijldansen met mijn man
– vrijwilligerswerk in zorgcentrum
– theaterbezoek/film

pijn

Lichamelijk:
– ik ben stijver geworden, beweeg minder soepel
– minder conditie (sneller moe)

Mijn gedachten en gevoelens:
– onzeker over de toekomst, wordt het alsmaar erger?
– schuldig t.o.v. gezin
– vaker somber
– boosheid en frustratie t.o.v. artsen en therapeuten
– voel me onbegrepen

Mijn relatie met anderen:
– vaker ruzie met mijn man
– mis de contacten met collega's in zorgcentrum en op de dansschool
– zie vrienden minder vaak

Hoe beïnvloedt dit mijn pijn?
– omdat ik stijver ben geworden en minder conditie heb: eerder pijn bij bewegen
– ik merk dat negatieve emoties (schuldgevoel, stress, sombere stemming) mijn pijn negatief beïnvloeden
– ben ook meer bezig met de pijn door minder afleiding omdat ik niet meer werk en dans, minder tuinier en minder leuke dingen met de kinderen onderneem

Figuur 5-8 *Invulschema 4.*

diverse activiteiten is voor Ineke een belangrijk doel, om uiteindelijk weer haar rol als moeder en echtgenote te kunnen gaan vervullen.

Sensitisatiemodel; metafoor 'het inbraakalarm'

Metaforen hebben als voordeel dat iedereen snapt wat er bedoeld wordt zonder dat je op detailniveau dingen hoeft uit te leggen. Hoe meer woorden nodig zijn om iets uit te leggen, hoe groter de kans op nieuwe vragen. Maar let op, niet elke metafoor past bij elke cliënt. Het moet aansluiten bij de belevingswereld van de cliënt. In onderstaand voorbeeld is de metafoor 'het inbraakalarm' uitgewerkt (Van Wilgen & Keizer 2004). Verderop staan nog enkele voorbeelden van metaforen (zie het kader 'Voorbeelden van andere metaforen' hierna).

Aan de hand van de metafoor 'het inbraakalarm' kan het verschijnsel 'sensitisatie' uitgelegd worden. Sensitisatie is algemeen gezegd een verschijnsel van een versterkte prikkel-responsrelatie. Bij meerdere diagnosegroepen met langdurige pijn is aangetoond dat sensitisatie een rol speelt. In onderstaande casus wordt de werkwijze toegelicht.

H(ulpverlener): 'U heeft mij verteld wat uw klachten precies zijn. Ik heb u lichamelijk onderzocht en kom tot dezelfde conclusie als de huisarts, de neuroloog en de manueel therapeut. Ook ik kan geen duidelijke lichamelijke afwijkingen vinden. Wel zie ik dat u duidelijk pijn hebt en dat die pijn u erg hindert in uw dagelijkse doen en laten.'

R(ob): 'Ja, dat kan wel zo zijn, maar ik snap dat toch niet echt. Hoe kun je nu pijn voelen en er is zogezegd niets? Bij dat ongeluk moet toch iets beschadigd zijn in mijn nek, want daarna had ik de klachten.'

H: 'Ik begrijp dat u graag wilt weten wat de oorzaak van uw klachten is. Een precieze lichamelijke oorzaak is niet direct aan te wijzen. Dat vindt u misschien vreemd, maar toch kan een mens pijn voelen zonder dat er sprake is van beschadigingen of zoiets. Ik zal proberen om dit uit te leggen. Ik wil u kort vertellen hoe ons zenuwstelsel werkt. Daarvoor wil ik uw pijn vergelijken met een inbraakalarm. Vindt u dat goed?'

R: 'Een inbraakalarm? Ik snap het niet zo één, twee, drie, maar gaat u door.'

H: 'Stelt u zich eens voor dat u in uw huis een inbreekalarm hebt laten plaatsen. Wat gaat u doen als het alarm voor het eerst plotseling afgaat?'

R: 'Dan sta ik direct op en ga kijken of er een inbreker in huis is.'

H: 'Precies, dat is de eerste logische gedachte. Mogelijk schakelt u ook de politie in om het te laten onderzoeken. Maar wanneer het alarm om de haverklap afgaat en u treft geen van die keren een inbreker aan, wat dan?'

R: 'Ja, dan moet ik dat alarm eens laten nakijken, want dan functioneert dat ding niet goed.'

H: 'Juist. En wat zou er met het alarm aan de hand kunnen zijn?'

R: 'Een storing, misschien een kortsluiting of zoiets.'

H: 'Inderdaad, er mankeert iets aan het systeem. Mogelijk is het alarmsysteem te scherp afgesteld en zend het daarom steeds een signaal uit zonder dat er iets aan de hand is.'

R: 'Ja maar, wat heeft dat nu eigenlijk met de pijn in mijn nek te maken?'

H: 'We hebben altijd geleerd dat pijn een waarschuwingssignaal is. Een soort alarmsysteem in ons lichaam. We zien bij mensen met langdurige pijnklachten vaker dat het alarmsysteem voor pijn te scherp is afgesteld. Dat er sprake is van een te scherpe afstelling kan ik opmaken uit uw verhaal. U zegt dat uw nek al pijn gaat doen als u gaat fietsen of wandelen. We weten dat er bij dit soort activiteiten geen schade optreedt in uw nek en de alarmbellen dus voor niets afgaan. Dit geldt waarschijnlijk voor meer dingen die u doet. Herkent u dat?'

R: 'Ja, dat klopt ergens wel. Ik doe alles veel minder en rustiger dan normaal en toch doet het pijn.'

H: 'Dat is dus wat er aan de hand is bij chronische pijn. Het werkt niet veel anders dan het inbraakalarm, het alarmsysteem is te scherp afgesteld. Het gaat af (geeft pijn) zonder dat er sprake is van een inbreker. U hebt gecontroleerd of het alarm terecht is afgegaan. U bent immers door verschillende hulpverleners onderzocht, die allemaal aangaven niets ernstigs te kunnen vinden. Dat is hetzelfde als het laten zoeken door de politie naar vermeende inbrekers.'

R: 'Dus eigenlijk beweert u dat ik me de pijn inbeeld. Ik zie inbrekers die er niet zijn. Het is dus iets psychisch?'

H: 'Nee, dat is niet wat ik beweer. Ik zeg alleen, en dat wordt in onderzoek steeds meer bevestigd, dat uw pijnsysteem te scherp is afgesteld, het is gevoeliger geworden in de tijd. Het te scherp afgesteld zijn van het alarmsysteem kan veroorzaakt worden door meerdere factoren. Uit het gesprek dat ik met u heb gehad en uit het lichamelijk onderzoek heb ik een aantal dingen opgemerkt die het kunnen veroorzaken. Hebt uzelf enig idee?'

R: 'Ik zou het niet direct weten.'

H: 'Een eerste factor kan al uw eigen veronderstelling zijn dat er iets niet goed is met uw nek. U heeft me verteld dat u zich nogal zorgen maakt over de pijn. Wat doe je als je je zorgen maakt over iets?'

R: 'Je bent er dan constant mee bezig natuurlijk.'

H: 'Ja, je geeft het veel meer aandacht, je let er meer op. En daardoor...'

R: 'Ja, daardoor voel je natuurlijk meer en eerder wat.'

H: 'Dat is ook heel logisch. Dit zorgt er, denk ik, ook voor dat u voorzichtiger bent geworden uit angst dat u uw nek nog verder beschadigt als u pijn voelt. Klopt dat?'

R: 'Ja, nu u dat zo zegt. Ik ben inderdaad minder gaan doen.

Sommige dingen heb ik maar even achterwege gelaten omdat ik dacht dat dat niet goed zou zijn voor mijn nek. Is dat dan niet zo?'

H: 'Als je minder beweegt of anders gaat bewegen kan op den duur je conditie achteruitgaan. Daardoor reageert u op voor u normale inspanning nu sneller met pijn. Dat is dus weer een factor die ervoor zorgt dat het alarmsysteem scherper wordt afgesteld. Een andere factor die ik zie is de spanning die u ervaart ten aanzien van uw werk en het feit dat u graag weer aan het werk wilt gaan maar bang bent dat het niet zal lukken. U heeft me verteld dat u met angst naar de toekomst kijkt. Deze angstgevoelens kan ik mij heel goed voorstellen maar maken tegelijkertijd dat het lichaam erop reageert. Als ik u dat zo vertel kunt u zich dat dan ook voorstellen?'

R: 'Dat is nogal wat, wat u daar allemaal zegt. Op het eerste gezicht hebt u denk ik gelijk. Ik weet het eigenlijk niet zo. Ik heb er zo nog nooit naar gekeken.'

H: 'Ja, ik vind het niet gek dat u dit allemaal even moet laten bezinken. Als laatste punt voor vandaag wil ik nog even meegeven dat nu dus van belang is dat u niet meer op zoek gaat naar een inbreker, dat wil zeggen een stoornis in uw lichaam, maar iets gaat doen aan de factoren die het alarmsysteem op scherp zetten of de pijnklachten in stand houden. Ik wil u daarom voorstellen ...'

De hulpverlener kan de cliënt nu vragen er nog eens rustig over na te denken en tijdens de volgende sessie erop doorgaan.

Voorbeelden van andere metaforen

Fantoompijn. De meeste cliënten kennen het verschijnsel dat bij mensen bij wie een arm is geamputeerd toch hun arm 'voelen' en er zelfs pijn in kunnen ervaren. Je kan dus pijn voelen in een lichaamsdeel dat er niet is. Dit is te vergelijken met pijn voelen zonder dat een oorzaak gevonden wordt.

Braille leren lezen. Naarmate een systeem meer gebruikt wordt, kan het gevoeliger worden. Een blinde is in staat veel meer te voelen dan een niet-blinde.

Zoomlens van een fototoestel. Met de zoomlens van een fototoestel kun je inzoomen op een detail. Je vergroot het beeld vele malen en ziet daardoor heel veel van een klein deel. Wat je echter mist is het grote geheel. Cliënten met pijn focussen ook erg op de pijn en zien daardoor niet dat ook op ander terrein (negatieve) veranderingen kunnen optreden. Door weer eens uit te zoemen kun je een betere balans opmaken. Om het idee te illustreren kun je de cliënt vragen: 'Denk nu eens aan uw linker teen. Zojuist voelde u deze teen niet. Nu ik u erop attent maak wel. Wanneer u meer aandacht hebt voor pijn, bijvoorbeeld als u zich zorgen maakt, piekert over de pijn, hoe sterker u de pijn zult waarnemen – dat is een normaal lichamelijk proces. Uiteindelijk kan dit 'inslijten' in het systeem – als bij een grammofoonplaat, voor de ouderen onder ons, of een computer.

Een volumeknop in het ruggenmerg. Pijn kun je wel degelijk beïnvloeden: een mens filtert alle informatie die binnenkomt in het brein. Zou het brein dit niet doen dan werden we volslagen gek. Een voorbeeld is het dragen van een horloge of kleding: in eerste instantie voel je dat je dat om of aan hebt, later niet meer. Zo'n filter kun je vergelijken met de volumeknop van een radio: je kunt de radio er harder en zachter mee zetten. Met de cliënt samen kun je acties of situaties benoemen die het volume (van de pijn) harder of zachter kunnen zetten: warmte/koude, vermoeidheid, wrijven, pijnstillers slikken, bewegen, aandacht afleiden.

Overlopende emmer. De huidige situatie is het eindresultaat van een bepaalde periode of tijd. Het probleem is verslechterd in de loop van de tijd; wat is er bijgekomen, wat is verergerd? Dit is een metafoor voor het belasting-belastbaarheidsmodel.

Pijn en aandacht. Hoe meer aandacht je hebt voor iets, hoe meer je het opmerkt. Je koopt bijvoorbeeld een nieuwe auto, een bepaald type dat je nog niet kende. Na je aanschaf zie je ineens heel veel auto's van dit type rondrijden.

Het eindproduct van de uitleg over pijn is een gezamenlijk 'verklaringsmodel' inclusief in stand houdende factoren waar cliënt en hulpverlener beiden achter staan. Uit een dergelijk verklaringsmodel komen logischerwijs aangrijpingspunten voor een eventuele behandeling naar voren, zoals beter fysiek functioneren of beter leren omgaan met emoties. Vaak is er sprake van meerdere mogelijkheden. Het is goed om de cliënt zelf te laten bepalen op welk terrein hij zich het eerst wil richten. Paramedici, zoals fysio-, ergo- en oefentherapeuten

kunnen de cliënt begeleiden bij het verbeteren van het dagelijkse
functioneren.

WILLEN

Als het verklaringsmodel helder is, kan gewerkt worden aan het 'willen' indien de cliënt wensen heeft op het vlak van bijvoorbeeld activiteiten. Om tot een andere aanpak over te willen gaan zal vooraf
duidelijk moeten zijn wat die aanpak de cliënt kan opleveren en een
inschatting moeten worden gemaakt hoe groot de kans is dat dit ook
bewaarheid wordt. Welke winst is er te boeken tegen welke prijs? Hoe
belangrijker de eventuele winst, des te groter de kans dat de cliënt mee
wil gaan. Om het activiteitenniveau te verbeteren zullen er gerichte
keuzes gemaakt moeten worden: wat wil een cliënt graag verbeteren?

> Wat wil de cliënt weer kunnen na de behandeling, zonder dat
> daarbij de pijn direct minder is, maar dat u toch tevreden bent
> over het resultaat van de behandeling?

Is dit in kwalitatieve zin – 'ik wil weer normaal kunnen lopen, zonder
dat ik met mijn been sleep' – of in kwantitatieve zin – 'ik wil langer
achter elkaar kunnen werken op de computer'? De uiteindelijk te
kiezen activiteiten zijn in grote mate afhankelijk van het belang ervan
voor de cliënt. De keuze welke activiteiten moet de cliënt zelf maken.
De valkuil is dat de hulpverlener voor een cliënt gaat kiezen. Dat
gevaar dreigt bijvoorbeeld als de cliënt vraagt wat de hulpverlener, als
de deskundige, ervan vindt. In zulke situaties is het van belang niet
voor de cliënt te gaan invullen. Achteraf kan een cliënt immers aangeven dat het doel wel bereikt is maar dat het hem weinig of niets
oplevert. Welke waarde iemand hecht aan een bepaalde activiteit is
zeer individueel bepaald. Alleen de waarde voor de betrokken cliënt
telt. Belangrijk voor succes van de behandeling als geheel is dat er
sprake is van een 'waarde' op langere termijn. Doel van de educatie in
het domein van willen is het inzichtelijk maken van het belang van de
'winst' die behaald kan worden met een graded-activityprogramma.

> Mevrouw D., met artrose aan beide knieën, wil haar activiteiten-
> patroon, zoals lopend boodschappen doen, het huishouden bij-
> houden, met behulp van graded activity uitbreiden. Haar wens is

> zo lang mogelijk zelfstandig te kunnen blijven wonen. Iemand
> die wel wat meer zou willen kunnen lopen bijvoorbeeld, maar net
> zo lief een scootmobiel neemt om boodschappen te doen of toch
> al plannen heeft om naar een zorgcentrum over te stappen, zal
> waarschijnlijk minder gemotiveerd zijn voor graded activity.

Vaak zijn cliënten niet in staat om meteen een concreet antwoord te
geven op de vraag wat zij weer zouden willen kunnen. Geef de cliënt
hiervoor de tijd en de ruimte. Ter algemene oriëntatie kan daarvoor
gebruik worden gemaakt van de Patiënt Specifieke klachtenvragenlijst
(PSK) of de Canadian Occupational Performance Measurement
(COPM). De cliënt kiest hiermee de activiteiten die hij het liefst door
het graded-activityprogramma verbeterd zou willen zien. Belangrijk is
dat de winst die te bereiken is voor de cliënt duidelijk wordt. De
procedure rondom activiteiten kiezen wordt in stap 4 verder uitgewerkt.

KUNNEN

Een cliënt kan echter ondanks een goed inzicht en een voor hem
belangrijke te boeken winst toch besluiten om niet tot actie over te
gaan. Het vertrouwen in de aanpak zelf, en met name in zijn eigen
bijdrage, is van belang. Een cliënt zal ook moeten kunnen inschatten
of datgene wat van hem verlangd wordt om de behandeling daadwerkelijk tot een goed einde te brengen voor hem haalbaar is. Met andere
woorden: begrijpt een cliënt niet alleen wat er aan de hand is en wat de
mogelijke opbrengst is van graded activity, maar denkt hij ook de
wenselijke (noodzakelijke) inspanning te kunnen leveren?
Doel van de educatie bij 'kunnen' is dus het stimuleren en versterken
van het geloof in en het besef van eigen kunnen ten aanzien van de
aanpak.
Bij het inschatten van het kunnen speelt echter ook de omgeving een
grote rol. Het kan zijn dat een cliënt wel wil, het probleem ook begrijpt
en de winst inziet, maar dat de omstandigheden niet optimaal zijn.
Om te bepalen of de gemaakte keuzes haalbaar zijn moeten de gevolgen ervan met zowel de cliënt als zijn omgeving worden besproken.
Als die positief zijn voor een cliënt maar negatief voor zijn omgeving
(er moeten bijvoorbeeld vaker samen met de cliënt activiteiten worden
ondernomen of er moeten bepaalde taken worden overgedragen), dan
kan dit alsnog een struikelblok zijn voor een daadwerkelijk starten van
de behandeling. De redenen om niet te starten liggen dan op een heel

ander vlak dan het probleem zelf. Het in deze fase bij het proces
betrekken van de gedachten en gevoelens die in de omgeving leven is
daarom zinvol.

Mevrouw H. heeft reeds jaren klachten en is niet in staat om voor
haar gezin te zorgen en het huishouden te doen. Haar schoonmoeder is bijgesprongen, zij zorgt nu met veel plezier voor het
gezin en doet het huishouden. Doordat haar kinderen uit huis
waren voelde schoonmoeder zich maar nutteloos en had ze weinig omhanden. De kinderen en de echtgenoot van mevrouw H.
zijn blij met de hulp van oma. Ook schoonmoeder is in haar
nopjes met haar nieuwe taken. Intussen neemt schoonmoeder
meer en meer taken over. Mevrouw H. protesteert wel maar vindt
geen gehoor. Haar man vindt dat ze niet moet klagen, het hele
gezin functioneert nu toch beter zo. Mevrouw H. hoort ook
regelmatig uit haar omgeving dat ze maar boft met zo'n
schoonmoeder. Uiteindelijk kiest ze toch niet voor een aanpak
gericht op reactivering. Ze durft het gevecht met haar schoonmoeder niet aan.

Leg hiervoor in eerste instantie in hoofdlijnen uit wat graded activity
inhoudt. Later, als de cliënt kiest voor deze aanpak, volgt een uitge-
breidere uitleg. De cliënt moet een eerste indruk krijgen van wat van
hem verwacht wordt. Vertel de cliënt dat eerst het basisniveau moet
worden bepaald; dat is belangrijk om de start van het opbouwschema
vast te leggen. Dit basisniveau, de 'basislijn', wordt op een pijncontingente manier bepaald. Pijncontingent betekent dat de pijn bepalend
is voor datgene wat de cliënt doet. Om de basislijn te bepalen stopt de
cliënt met de activiteit als de pijn daartoe volgens hem aanleiding
geeft.
Het opstellen van een opbouwschema aan de hand van de basislijn en
het bepalen van het uiteindelijke doel doet de cliënt zelf, in samen-
spraak met de hulpverlener. Op deze manier kan de cliënt aansluiten
bij zijn eigen gevoel van kunnen (self-efficacy) en houdt hij de regie
over de situatie in handen.
De verantwoordelijkheid bij deze aanpak ligt vooral bij de cliënt zelf.
Geef aan wat de cliënt van de hulpverlener mag verwachten: meeden-
ken in het opstellen van een opbouwschema en begeleiding/coaching
bij de uitvoering.
De uitvoering van het vastgelegde opbouwschema vindt tijdcontingent

plaats. Dus de hoeveelheid oefenstof of de duur van een afgesproken activiteit wordt niet aangepast aan meer of minder pijn.

Pijnvermindering is niet het doel van de aanpak. Geef aan dat in het begin van het programma zelfs een pijntoename te verwachten is. Uit onderzoek blijkt dat de pijn bij een groot deel van de cliënten uiteindelijk toch afneemt. Alleen is nooit te voorspellen bij wie en in welke mate. Sommige behandelaars geven aan dat ze deze mogelijkheid daarom nooit vooraf zullen noemen. Als later blijkt dat de cliënt minder pijn ervaart is dat een extra beloning. Anderen geven wel aan dat de pijn kan veranderen, omdat dit mogelijk de motivatie vergroot. Minder pijn is uiteindelijk de hoofdwens van elke cliënt. Het idee dat dit ook te realiseren zou zijn werkt uiteraard motiverend. Suggesties in die richting moeten echter voorzichtig geformuleerd worden. De cliënt moet niet achteraf teleurgesteld zijn omdat de pijn niet is afgenomen terwijl het dagelijkse functioneren met sprongen vooruit is gegaan. Suggesties met het oog op de pijn kunnen zijn: andere cliënten die de behandeling hebben afgerond geven aan dat de pijn niet meer hun leven bepaalt, of dat de pijn minder aanwezig is of dat ze nu naast de pijn weer andere (leuke) dingen kunnen doen waardoor de pijn minder opvalt. Een therapeut die net begint met graded activity te werken doet er verstandig aan pijnvermindering niet ter sprake te brengen. Op basis van eigen ervaringen kan naderhand optie 2 uitgeprobeerd worden.

Het is geen gemakkelijk programma. Het is zwaar om, ondanks pijnklachten, toch de gewenste activiteit op te bouwen. Tegelijkertijd dient vertrouwen in de aanpak en in de cliënt uitgesproken te worden.

Vat de aanpak regelmatig in hoofdlijnen samen en controleer of de cliënt de uitleg begrepen heeft. Dit geldt uiteraard voor alle momenten van educatie in deze fase. Ten slotte beschrijven we hier kort de aard van de educatie tijdens de laatste fasen van de gedragsverandering: doen en blijven doen. Dit zal nadrukkelijker worden uitgewerkt in stap 7 en 8. Hier worden de belangrijkste aandachtspunten genoemd.

DOEN

Tijdens de uitvoering van het opgestelde behandelplan stopt de educatie zeker niet. Leren bestaat uit herhalen en bekrachtigen van wat goed gaat. Het bevorderen van het inzicht evenals het laten beklijven ervan vragen tijd en herhaling. Een goede uitleg vormt wel de basis van de aanpak. Door op systematische wijze de educatie tijdens de behandelfase te herhalen en met de cliënt door te nemen kan deze uiteindelijk beklijven. Zeker tijdens moeilijke perioden in de uitvoering

kan het nog eens oppakken van de verklaring en de achtergrond van
de aanpak behulpzaam zijn bij het coachen.

Doel van educatie tijdens het doen is om de veranderende opvattingen
van de cliënt en diens inzicht in de achtergrond van de aanpak te
verdiepen. De cliënt moet leren dat de werkwijze zoals in de behandeling toegepast bij bijvoorbeeld lopen, ook toepasbaar is bij andere
activiteiten. De cliënt moet leren dat hij dit zelfstandig verder moet
uitwerken en uitbreiden naar andere gebieden. Een cliënt die het
mechanisme doorheeft, heeft meer kans om in de toekomst de winst
te behouden. Plan hiervoor regelmatig een evaluatiemoment tijdens de
behandelreeks. Vertel aan de cliënt wanneer die overlegmomenten er
zullen zijn en wat per werkbespreking het doel is. Diverse onderwerpen kunnen aan bod komen, zoals 'huiswerk', de vorderingen in het
opbouwschema, hoe de cliënt zich nu voelt, reacties vanuit de omgeving en het gezamenlijke verklaringsmodel. Vraag gericht naar herkenning van wat in het model genoteerd staat. Zijn of waren gemaakte
aannames correct? Wat werkt wel en wat niet? Door dergelijke zaken
bewust op te pakken kan de cliënt het verklaringsmodel ijken aan zijn
eigen ervaringen en waar nodig nuanceren. De cliënt moet leren dat
actief zijn niet automatisch gekoppeld is aan meer pijn.

Wees alert op de groep cliënten die alles begrijpen en meteen aan de
slag willen. Ook Rob is een potentiële kandidaat voor deze groep.
Daarbij zijn ook externe factoren (werk) vaak belangrijk. Bij dit vaak
voorkomende type is het van belang te temperen. Voeg ontspanningsoefeningen toe en wees terughoudend met het opbouwen van
activiteiten. Geef weer dat inspanning en ontspanning van belang zijn.
Blijf altijd coach en neem het niet over; cliënten mogen ook de fout
ingaan; daarna werkt educatie vaak extra goed.

BLIJVEN DOEN

Als de cliënt zijn manier van omgaan met pijn en zijn dagelijkse
functioneren veranderd heeft en hij op een hoger niveau functioneert,
is er altijd kans op terugval. De kans op terugval is onderwerp van
educatie in de laatste fase van de behandeling. Samen met de cliënt
moeten knelpunten die terugval zouden kunnen triggeren, opge-
spoord worden. Voor ieder knelpunt zijn aandachtspunten te formuleren hoe ermee om te gaan indien het zich voordoet.

Tot slot: gedurende het gehele proces van educatie zal de hulpverlener
zich regelmatig moeten afvragen waar de cliënt staat in het proces van
gedragsverandering en/of het daadwerkelijk uitvoeren van een graded-
activityprogramma. Dergelijke overwegingen zullen vroeg of laat tot

een beslissing moeten leiden. Overwegingen om niet verder te gaan met de aanpak kunnen zijn:
- dat de cliënt niet openstaat en ook niet open gaat staan. Ondanks uitleg en educatie blijkt een cliënt niets te voelen voor een andere aanpak. De cliënt is nog niet klaar met zijn zoektocht naar een verklaring voor de pijn;
- dat de cliënt wel openstaat, de invloed van psychosociale factoren begrijpt, maar geen wensen heeft wat betreft het verbeteren van dagelijkse activiteiten;
- dat de cliënt wel openstaat, de invloed van psychosociale factoren begrijpt, wensen heeft wat betreft het verbeteren van dagelijkse activiteiten, maar dat de omgeving verandering niet toelaat;
- dat de cliënt wel openstaat, de invloed van psychosociale factoren begrijpt, wensen heeft wat betreft het verbeteren van dagelijkse activiteiten en de omgeving positief is, maar de cliënt geen vertrouwen heeft in zijn eigen kunnen.

Als gekozen wordt voor een graded-activitybehandeling kan dit worden bevestigd met het ondertekenen van een behandelcontract. In dit contract staan de specifieke afspraken, behandeldoelen en het opbouwschema. Het gebruik van een contract is een persoonlijke keuze van de hulpverlener.

Stap 4 Activiteiten kiezen

Aangezien de behandeling zich richt op het functioneren in het dagelijkse leven en niet primair op pijn of pijnvermindering dient de hulpverlener een duidelijk beeld te krijgen van het pijngerelateerde functioneren van de cliënt. Anders gezegd: de gevolgen die pijn heeft op het dagelijkse functioneren van de cliënt moeten in kaart worden gebracht. Dit kan aan de hand van een open gesprek of met behulp van meetinstrumenten zoals de Canadian Occupational Performance Measurement (COPM) of Patiënt Specifieke Klachtenlijst (PSK).

De COPM is een meetinstrument waarmee in een semigestructureerd interview de problemen die iemand ondervindt in zijn dagelijkse handelen worden geïnventariseerd.

De volgende probleemgebieden worden onderscheiden: zelfredzaamheid, productiviteit en ontspanning. De problemen in het dagelijkse handelen worden aan de hand van een formulier geïnventariseerd en door de cliënt gewogen op belangrijkheid (waardering van de activiteiten van 1 tot en met 10). Op deze manier krijgt men een lijst met de vijf belangrijkste problemen. Deze vijf problemen worden op een 10-puntsschaal gescoord, zowel op uitvoering (de kwantitatieve beoordeling door de cliënt) als tevredenheid (de kwalitatieve beoordeling door de cliënt). Uit deze vijf problemen kiest de cliënt de drie doelen (activiteiten) voor de behandeling op basis van belangrijkheid, veel moeite kosten en vaak voorkomen.

In plaats van een interview om de problemen in het dagelijkse functioneren te inventariseren kan de cliënt ook vragenlijsten invullen, met hetzelfde doel: de functionele status van de cliënt bepalen.

De PSK wordt hier dikwijls voor gebruikt. De PSK bestaat uit 28 voorbeelden van activiteiten en de cliënt selecteert de drie tot vijf voor hem belangrijkste klachten op het gebied van fysieke activiteiten. Deze activiteiten moeten voor de cliënt persoonlijk relevant zijn, de cliënt moet hinder ondervinden bij de uitvoering en uitvoering moet regelmatig plaatsvinden. De mate waarin de hinder wordt ondervonden wordt door de cliënt gescoord op een visuele analoge schaal (VAS).

Na de inventarisatie van beperkingen in de uitvoering van activiteiten zullen hulpverlener en cliënt zich moeten richten op de hulpvraag van de cliënt voor verbetering van zijn functioneren, de doelen van de behandeling. Wat wil de cliënt veranderen aan de pijngerelateerde belemmeringen in zijn functioneren?

Soms komen tijdens het bespreken van de doelen minder functionele cognities naar voren die eerst besproken en mogelijk gecorrigeerd dienen te worden. Wanneer de cliënt er bijvoorbeeld toch nog van overtuigd is dat 'iemand met deze rugklachten zo veel mogelijk zou moeten rusten', zal dit eerst aan de orde moeten komen voordat de doelen geconcretiseerd worden. De hulpverlener zal een stap terug maken naar de uitlegfase.

In de praktijk blijkt dit een lastig proces voor de cliënt; het komt nogal eens voor dat de cliënt gaandeweg de doelen wijzigt. Het is belangrijk dat de hulpverlener hier oog voor heeft en de cliënt tijd en gelegenheid geeft om definitieve doelen vast te stellen. De hulpverlener komt na één of twee weken terug op de eerder geformuleerde doelen en vraagt de cliënt of de door hem gekozen doelen nog steeds geldig zijn. Hoeveel activiteiten kan men met graded activity gelijktijdig opbouwen? Cliënten kiezen in de regel niet meer dan drie tot vijf activiteiten uit de inventarisatie, waarschijnlijk om zo het overzicht te houden over het hele proces. Daarnaast gaat het bij graded activity niet alleen om het opbouwen van activiteiten maar ook om het zich eigen maken van de methode en het veranderen van pijncontingent functioneren in tijdcontingent functioneren. In de generalisatie is er aandacht voor het toepassen van de geleerde principes bij andere activiteiten, in andere situaties.

De hulpverlener komt dus samen met de cliënt tot de keuze van de activiteiten die met graded activity worden opgebouwd. De hulpverlener zal naast de doelstellingen op activiteitenniveau ook doelstellingen op functieniveau toevoegen die de opbouw van activiteiten ondersteunen. Wanneer de behandelaar bijvoorbeeld van mening is dat er sprake is van onvoldoende spierkracht van de beenspieren, wat belemmerend kan zijn voor de opbouw van het lopen, zullen spierkrachtoefeningen onderdeel van het programma zijn.

Zijn de activiteiten eenmaal gekozen dan is het van belang ze nauwkeurig te omschrijven. Bij het uitvoeren van de activiteit moet rekening worden gehouden met de context waarin de activiteit plaatsvindt. Met context wordt ook bedoeld de personen, bijvoorbeeld de partner, die wel of niet aanwezig zijn tijdens het uitvoeren van de activiteit.

Probeer elke activiteit zo veel mogelijk specifiek en meetbaar te beschrijven. In het voorbeeld van Ineke zou een van de doelen als volgt kunnen worden omschreven: '20 minuten lopen; buiten, op vlak terrein, symmetrisch, met de armen losjes langs het lichaam zwaaiend, en halverwege ongeveer 10 minuten kunnen blijven staan'.

Voor het stellen van reële en haalbare doelen is inzicht vereist in het huidige niveau van functioneren met betrekking tot de gekozen activiteiten. Hiervoor wordt het startniveau van activiteiten bepaald (stap 5). Daarnaast kan de hulpverlener aan de hand van de probleeminventarisatie en -analyse inschatten of de doelen haalbaar zijn en wat belemmeringen kunnen zijn voor het realiseren ervan (op het sensomotorische of psychosociale vlak).

> Ineke benoemde in de gesprekken met de behandelaar over de doelstellingen van het behandelprogramma onder andere: 'Meer kunnen ondernemen met mijn twee kinderen en mijn man.' Bij doorvragen vond zij het belangrijk dat zij de kinderen iedere dag weer lopend naar school zou kunnen brengen. Op de vraag 'om dat te realiseren; wat moet u dan precies kunnen?' gaf Ineke aan dat zij daarvoor ongeveer 20 minuten moest kunnen lopen: 10 minuten heen, een korte pauze (om even een praatje te maken op het schoolplein) en 10 minuten terug.

Stap 5 Startniveau vaststellen

Doel van stap 5 is inzicht krijgen in het huidige gedrag en niveau van functioneren van de cliënt. Er zijn twee manieren om het basisniveau (zie hoofdstuk 3) te bepalen: de cliënt voert de activiteit meerdere malen uit, en de cliënt probeert een activiteit eenmalig of maakt een inschatting van het huidige niveau.

Algemeen geldt: laat de cliënt de activiteiten zo veel mogelijk uitvoeren in de context waarin de doelen geformuleerd zijn; in het voorbeeld van Ineke is het raadzaam om het lopen uit te proberen in de omgeving waarin zij het lopen gaat toepassen; in de omgeving van huis en school.

MEERDERE MALEN UITPROBEREN

Bij het bepalen van het basisniveau krijgt de cliënt de instructie de gekozen activiteiten of oefeningen zo lang of zo vaak uit te voeren als mogelijk is met de pijn; de duur of het aantal uitvoeringen wordt geregistreerd. De instructie luidt: 'Het is de bedoeling dat u de komende dagen deze activiteit gaat uitvoeren, zo lang of zo vaak als u kunt tót de pijn u ervan weerhoudt om door te gaan. U mag dus zelf bepalen wanneer u stopt.'

Met Ineke werd besloten het basisniveau van onder meer het buiten lopen te bepalen, waarbij zij zelf kon bepalen wanneer zij een korte stapauze zou nemen. De letterlijke instructie was: 'In de behandelfase wilt u onder meer het lopen opbouwen om uw kinderen naar school te kunnen brengen. Hiervoor wil ik weten hoe lang u nu kunt lopen. We willen weten op welk niveau (bij hoeveel minuten) we de opbouw straks kunnen starten. Daarvoor is het nodig dat u aan uzelf en aan mij laat zien hoeveel u nu kunt lopen. De komende vijf dagen gaat u thuis buiten lopen, op de manier zoals we dat hebben afgesproken (kwalitatieve afspraken over hoe de activiteit wordt uitgevoerd), op het tijdstip dat u de kinderen naar school gaat brengen. U loopt daarbij zo lang als u kunt, dat wil zeggen: tót de pijn u ervan weerhoudt om door te gaan. U mag dus zelf bepalen wanneer u stopt.'

In dergelijke situaties kunnen cliënten wel eens de neiging hebben allerlei praktische vragen te stellen zoals 'hoe moet ik dan terugkomen wanneer ik niet meer verder kan?' of 'moet ik ook lopen als het regent?' Dan is het belangrijk dat de hulpverlener nogmaals vraagt naar de waarde van het halen van de doelstelling: 'Wat wilt u uiteindelijk bereiken met het opbouwen van het lopen?' en niet allerlei oplossingen aandraagt maar de cliënt vraagt hoe hij dit zelf zou willen aanpakken: 'Ik wil dat u daar zelf een oplossing voor bedenkt.'

Het functioneren is op deze manier pijncontingent: de cliënt zelf
bepaalt wanneer hij stopt. De tijdsduur of het aantal herhalingen per
keer wordt door de cliënt in een schema bijgehouden (bijlage 3).
Pijntoename speelt vaak een rol wanneer met een activiteit of oefening
gestopt wordt. Door herhaalde metingen (in de regel vijf meetmomenten) wordt inzicht verkregen in het pijncontingente gedrag van de
cliënt. Vaak vertoont dit activiteitenniveau een wisselend verloop, het
zogenoemde zaagtandprofiel. Dit houdt in dat de cliënt op slechte
dagen, bij veel pijn, minder doet dan op goede dagen, bij weinig pijn.
Het basisniveau (de basislijn) wordt berekend door het gemiddelde te
bepalen van alle metingen. Om het inzicht te vergroten in de factoren
die invloed hebben op het pijngedrag (functioneel niveau), worden de
redenen van stoppen geregistreerd en na de laatste basisniveaumeting
worden alle gegevens met de cliënt besproken. Het is nuttig om de
gegevens in een grafiek weer te geven. De cliënt krijgt zo op verschillende manieren feedback over zijn huidige manier van omgaan met
pijn en actief zijn.
Voordeel van een aantal malen de activiteiten laten uitproberen voor
de bepaling van het basisniveau is dat er sprake is van 'spreiding'. De
cliënt krijgt de gelegenheid de activiteiten uit te proberen op zowel
goede als slechte dagen; dit levert wellicht een betrouwbaarder gemiddelde dan een eenmalige meting. Nadeel is echter dat het meer tijd
vergt, er is een langere periode nodig om het basisniveau te bepalen.
Zeker wanneer activiteiten niet vaak uitgevoerd worden (eenmaal per
week) is een basisniveaumeting van vijf meetmomenten vaak niet
haalbaar.
Deze manier om het basisniveau te meten is aan te bevelen bij cliënten
met een (sterk) wisselend niveau van functioneren: cliënten met het
zogenoemde zaagtandprofiel. Bij cliënten met meer complexe problematiek zal de hulpverlener een goede indruk willen krijgen van de
pijncontingente manier van omgaan met activiteiten. Ook in dit geval
is deze basisniveaumeting te verkiezen boven een eenmalige meting of
inschatting.

EENMALIG UITPROBEREN; INSCHATTING VAN DE CLIËNT
Wanneer de cliënt in staat is een betrouwbare inschatting te maken
van het huidige niveau van functioneren voor een gekozen activiteit
dan kan het basisniveau hieruit worden bepaald. Bij twijfel kan men
kiezen voor een eenmalige uitvoering. De wijze van uitvoering is dan,
net zoals bij meerdere malen proberen, pijncontingent.
Voordeel hiervan is dat men snel inzicht krijgt in het niveau van
functioneren. Nadeel is een geringere nauwkeurigheidheid. Deze

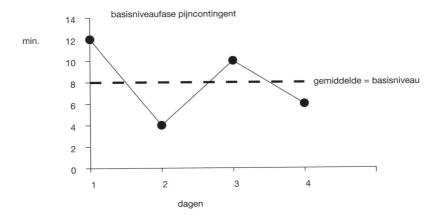

Figuur 5-9 Basisniveau meting.

manier van basisniveau meten is aan te bevelen wanneer de cliënt
aangeeft dat het niveau van functioneren weinig wisselingen kent, of
voor activiteiten die niet vaak uitgevoerd worden.
Voor het eenmalig inschatten van het basisniveau kan ook gekozen
worden als er een heel laag activiteitenniveau is, een cliënt zijn been
helemaal niet meer beweegt of de hele dag op bed ligt. Dan heeft een
basislijn bepalen weinig zin, maar wordt er gestart op een heel laag
niveau, bijvoorbeeld elk uur vijf seconden het been aanraken.

Samenvatting basisniveau vaststellen
Herinner de cliënt aan de afspraken over de gedragsgeoriënteerde aanpak.
Geef aan dat je meer wilt weten over het huidige activiteitenniveau. Test díe activiteiten die de cliënt heeft geformuleerd in de
doelen.
Het basisniveau kan op twee manieren worden bepaald:
1 *Meerdere malen meten*
Meet drie- tot vijfmaal. In de testfase bepaalt de cliënt wanneer
hij stopt op grond van pijn. In deze fase functioneert de cliënt
pijncontingent.
Scoor de test in principe op één variabele (bijv. duur van het
lopen).
Spreek af in welke context, wanneer en hoe vaak de cliënt de

activiteit gaat uitvoeren.

Laat de testuitslagen schriftelijk vastleggen; ook wanneer gestopt wordt met het uitvoeren van een activiteit: waarom? Spreek voor de vervolgafspraak af dat de cliënt het ingevulde formulier weer meeneemt.

2 *Inschatting van de cliënt*

Laat de cliënt het huidige niveau van de activiteit inschatten, of laat het hem een keer uitproberen. Verder gelden dezelfde regels als besproken onder 1.

Stap 6 Doel en opbouw bepalen

In deze paragraaf worden de vier meest gangbare methoden om afspraken te maken voor de opbouw toegelicht. Wanneer de gekozen activiteiten al uitgevoerd kunnen worden (het gedrag is al aanwezig) zijn er drie manieren om, samen met de cliënt, de afspraken voor de opbouw te bepalen: 'successieve approximatie', werken met actieplannen en 'activiteitenblokken'.

Wanneer een activiteit nog niet uitgevoerd kan worden (het gedrag is nog niet aanwezig), zal dit eerst worden opgebouwd op een vierde manier, 'shaping'.

SUCCESSIEVE APPROXIMATIE

Successieve approximatie betekent letterlijk 'achtereenvolgende benadering'. Bij deze manier van opbouw bepalen cliënt en hulpverlener samen, van tevoren, alle stappen in de opbouw naar het einddoel.

Met de basislijnmeting als uitgangspunt wordt samen met de cliënt het startniveau, het aanvangsniveau van de opbouw bepaald. Tevens moet het doel (eindniveau) voor iedere activiteit of oefening duidelijk zijn. In het voorbeeld van het lopen zou het doel dan als volgt geformuleerd kunnen worden: symmetrisch lopen, buiten, op vlak terrein, in een tempo van ongeveer 4 km per uur, met de armen losjes langs het lichaam zwaaiend, gedurende 30 minuten aan één stuk. Naarmate basisniveau en doel verder uit elkaar liggen is het moeilijker in te schatten in welke periode de doelstelling redelijkerwijs gehaald kan worden. In een dergelijke situatie kan men kiezen om te werken met tussendoelen, bijvoorbeeld met weekdoelen. Per week wordt dan de vooruitgang naar het doel bepaald.

De opbouw wordt van tevoren voor een periode vastgelegd. Hierbij bepalen hulpverlener en cliënt samen iedere tussenstap naar de uiteindelijke doelstelling. Alle stappen naar de doelstelling staan voor aanvang vast.

In de regel is het gewenst om de opbouw enigszins onder het basis-niveau te starten, omdat de cliënt op deze manier meer verzekerd is van succes bij de eerste pogingen tot opbouw. Wanneer aanvangs-niveau, einddoel of tussendoelen zijn bepaald kan de opbouw worden vastgesteld (fig. 5-10). Als vuistregel kan men hanteren dat het verschil tussen aanvangs- en eindniveau, gedeeld door het aantal sessies, de opbouw per keer bedraagt (lineaire opbouw). Op deze manier is de opbouw in het begin relatief groter ten opzichte van de basislijn dan aan het einde. Van de lineaire opbouw kan worden afgeweken; zo kan het bij hardnekkig pijngedrag wenselijk zijn de opbouw te beginnen met kleine stappen en uit te breiden tot grotere stappen aan het eind. Tijdens de opbouwfase staat tijdcontingent functioneren centraal, wat inhoudt dat de activiteit wordt uitgevoerd in de tijd zoals is afgespro-ken. Dit betekent dat op een slechte dag, met veel pijn, de cliënt toch probeert de activiteit volgens het afgesproken quotum uit te voeren. Dit houdt ook in dat op een goede dag, met weinig of geen pijn, het afgesproken quotum niet wordt overschreden; het te halen quotum ligt van tevoren vast.

Voordeel van deze manier van werken in de opbouwfase is dat het veel structuur biedt. Hiervoor wordt gekozen wanneer de cliënt nog niet in staat wordt geacht om zelf de juiste afwegingen te maken voor een tijdcontingente opbouw, wanneer hij nog veel pijngedrag vertoont en wanneer het pijncontingente functioneren zeer hardnekkig blijkt. Ze-ker in de beginfase van de opbouw kunnen de cliënten onzeker zijn over het bepalen van de opbouw en hebben zij behoefte aan veel structuur en ondersteuning. Successieve approximatie sluit hierbij het best aan. Wanneer, in een later stadium, de cliënt in staat is meer zelfstandig de mate van opbouw te bepalen, kan de hulpverlener kiezen voor een andere manier van omgaan met het opbouwen van activiteiten: het werken met actieplannen.

WERKEN MET ACTIEPLANNEN

Een andere manier van afspraken maken voor de opbouw van activi-teiten is wanneer cliënt en hulpverlener tussendoelen (bijv. weekdoe-len) afspreken voor het bereiken van de uiteindelijke doelstelling en de cliënt zélf de stappen bepaalt naar de (wekelijkse) tussendoelen (fi-guur 5-10). De wekelijkse doelen worden beschreven in een actie-planformulier (bijlage 4). Op deze manier krijgt de cliënt een nog actievere rol in het bepalen van de mate van opbouw. De kans op missers (het niet halen van de afgesproken stap) is nu kleiner omdat

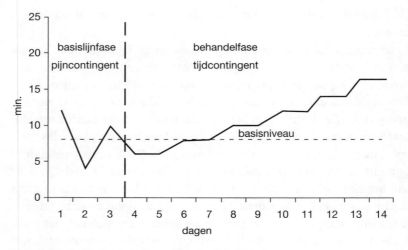

Figuur 5-10 *Basisniveau en opbouw in behandelfase.*

de stappen naar de tussendoelen naar eigen inzicht van de cliënt worden bepaald. De hulpverlener dient hierbij het principe van tijd-contingent functioneren en het geleidelijk opbouwen naar de week-doelen te blijven bewaken. De hulpverlener kan per periode (bijv. per week) een boven- en ondergrens aangeven waarbinnen de opbouw dient te gebeuren.

Bij deze werkwijze worden tussendoelen geformuleerd op basis van het verloop; verschil met de eerste werkwijze is dat de behandeldoelen niet vaak bijgesteld hoeven te worden omdat ze per periode bepaald worden op basis van het verloop tot nu toe en de verwachtingen voor de komende periode.

Op deze manier naar een doelstelling toewerken is meer gebaseerd op de zelfmanagementprincipes: de cliënt neemt zelf verantwoordelijk-heid op zich bij het bepalen wat hij wil, het maken van keuzes en het nemen van beslissingen in zijn leven met chronische pijn. De des-kundigheid van de hulpverlener komt tot uiting in het inzicht bieden in het gezondheidsprobleem, aanleren van de graded-activitybehan-deling en de manier van begeleiden.

Het is aan de hulpverlener om te beoordelen met welke van de twee manieren van afspraken maken voor de opbouw het best gewerkt kan worden. Hij zal afwegen wat het best bij de cliënt past: de eerste, meer 'geregisseerde' werkwijze, waarbij meer volgens de cognitief-ge-dragsgeoriënteerde principes wordt gewerkt, of de tweede, meer op zelfmanagement gerichte werkwijze. Een combinatie van beide werkwijzen wordt in de praktijk ook toegepast. Dan wordt de cliënt in de beginfase van de opbouw strak begeleid volgens de operante principes waarbij veel structuur wordt aangeboden en in een later stadium zal de begeleiding, om generalisatie te bevorderen, bij de opbouw meer gebaseerd zijn op de zelfmanagementprincipes.

Uit de basisniveaumeting van het lopen (zie figuur 5-9) blijkt dat Ineke gemiddeld acht minuten heeft gelopen. Zij geeft hierbij consequent aan dat de pijntoename in het rechter been reden is te stoppen met het lopen. Om het (eind)doel van twintig minuten lopen te bereiken is een tijdperiode van vier weken afgesproken. De twee manieren van afspraken maken voor de opbouw zijn aan Ineke voorgelegd, waarbij haar voorkeur uitging naar een planning met weekdoelen waarbij zij zelf de dagelijkse stappen naar het weekdoel kan bepalen. De verwachting van de hulpverlener is dat Ineke in staat zal zijn het lopen op deze manier op te bouwen, omdat haar inzichten over pijn en actief zijn positief veranderd zijn, zij het verschil tussen pijn en tijdcontingent functioneren inziet en zij de duidelijke wens heeft meer structuur in haar functioneren aan te brengen.

Het bepalen van de uiteindelijke doelstelling van de opbouw hangt onder meer af van de afgesproken tijdsduur van de opbouwfase. In veel multidisciplinaire behandelprogramma's wordt gewerkt met een min of meer vaststaand tijdsinterval voor de behandelfase. Het inschatten of de doelstellingen in de beschikbare tijd, of het aantal sessies, haalbaar zijn hangt onder meer af van de beoordeling door de hulpverlener. Dit blijft een lastig, subjectief proces. Een belangrijke voorspeller voor succes is de mate waarin de cliënt in staat is om zélf voor hem persoonlijk relevante, betekenisvolle en haalbare doelen te formuleren, doelen die, wanneer hij ze haalt, duidelijke winst opleveren voor hem en zijn omgeving.

ACTIVITEITENBLOK
Wanneer de doelstelling van de cliënt moeilijk is te ontleden in afzonderlijke activiteiten, kan de hulpverlener het principe van 'activity pacing' toepassen. Een voorbeeld hiervan is de doelstelling 'ik wil actiever zijn in het huishouden, licht huishoudelijk werk kunnen doen zoals opruimen, de vaatwasser in- en uitruimen, stof afnemen, enzovoort'. Hierbij is het lastig om afzonderlijke handelingen uit te lichten

voor de opbouw; het gaat om de opbouw van het verrichten van lichte huishoudelijke werkzaamheden. In een dergelijke situatie wordt het 'het aan één stuk uitvoeren van licht huishoudelijk werk' als één activiteitenblok beschouwd. Wanneer met de cliënt is afgesproken wat een dergelijk activiteitenblok inhoudt wordt hier het basisniveau van bepaald zoals hierboven beschreven. Voor de opbouwfase worden dan weer dezelfde principes toegepast.

SHAPING

'Shaping' is een techniek die wordt gebruikt om activiteiten die nog niet beheerst worden aan te leren. Als een activiteit voor de cliënt nog te complex is om volledig uit te voeren, deelt men deze vaardigheid op in kleinere, wel uitvoerbare, stukken. Uitgangspunt hierbij is dat de fysieke voorwaarden aanwezig zijn om de betreffende vaardigheid te kunnen uitvoeren; de cliënt is de vaardigheid als het ware 'verleerd' als gevolg van vermijdingsgedrag. De hulpverlener bepaalt, in welke stukken de activiteit wordt opgedeeld. Voor sommige cliënten is een bepaalde beweging nauwelijks meer te maken, bijvoorbeeld rotatie-bewegingen van de cervicale wervelkolom na langdurig dragen van een nekbrace. Een eerste stap van shaping is dan zich de beweging inbeelden. In het voorbeeld van de nekbrace kan de opdracht zijn: 'Sluit je ogen en stel je voor dat je je hoofd rustig, in je eigen tempo en ontspannen, naar links en rechts draait waarbij je over je schouder naar achteren kijkt.'

In de casus van Ineke is deze activiteit het symmetrisch lopen, waarbij beide benen evenveel belast worden, in een tempo van 4 km per uur.

> Uit de gegevens van de basisniveaumeting van het lopen (zie figuur 5-9) blijkt dat Ineke gemiddeld acht minuten heeft ge-lopen. Zij geeft hierbij consequent aan dat de pijntoename in het rechter been reden is om te stoppen met lopen. Om het (eind)-doel van twintig minuten lopen te bereiken is een periode van vier weken afgesproken. Ineke wil echter niet alleen kwantita-tieve uitbreiding van het lopen, zij wil ook de kwaliteit van het lopen verbeteren. Hiermee bedoelt zij de snelheid en de sym-metrie. Zij weet nu dat zij het laatste jaar haar lopen geleidelijk, onbewust, is gaan aanpassen vanwege de pijn: langzamer en het rechter been minder belastend. Dit wil zij veranderen, 'zodat ik

weer normaal kan lopen en de mensen niet hoeven zien dat ik pijn heb'.

De hulpverlener stelt Ineke voor dat het, vanwege de haalbaarheid, goed is om eerst de symmetrie van het lopen op te bouwen en daarna de snelheid. Hij legt uit dat ook dit onderdeel van het programma tijdcontingent wordt uitgevoerd: niet op geleide van de pijn maar op geleide van de afspraak over de tijd.

Symmetrisch lopen kan worden 'geshaped' in de volgende stappen:
- symmetrisch staan in de brug, lichte steun van beide handen;
- symmetrisch staan, handen los;
- handen licht gesteund, gewicht evenveel verplaatsten naar linker en rechter been;
- handen los, gewicht evenveel verplaatsten naar linker en rechter been;
- handen licht gesteund, gewicht op één been, andere voet heffen, links en rechts;
- handen los, gewicht op één been, andere voet heffen, links en rechts;
- idem als vorige stap maar nu in een hoger tempo;
- lopen op de plaats, symmetrisch, handen licht gesteund;
- lopen op de plaats, armen zwaaien mee;
- symmetrisch lopen.

Omdat het startniveau van de kwantitatieve opbouw van het lopen vier minuten is, wordt besloten om Ineke iedere stap van het shapingprogramma ook vier minuten te laten volhouden voordat naar de volgende stap wordt overgegaan.
Voor dit programma zijn nodig een brug, twee weegschalen en een spiegel zodat de cliënt zelf de symmetrie kan controleren. Met Ineke is afgesproken dat zij twee weken tijd krijgt om punt 10, symmetrisch lopen, te bereiken. Zij krijgt hierbij de volgende uitleg: 'Ik heb een programma voor u samengesteld om in tien stappen weer symmetrisch te leren lopen. Omdat de opbouw van het lopen straks begint bij vier minuten is het de bedoeling dat u iedere stap van dit programma vier minuten volhoudt, op de juiste manier, om door te kunnen gaan met de volgende stap. Ik verwacht dat u dit in twee weken kunt leren. Ik zal de stappen in de individuele sessies met u oefenen. Het is aan u

om dit ook zelf te oefenen en de vaardigheid als het ware in te slijpen zodat u over twee weken weer symmetrisch kunt lopen.'

Wanneer het symmetrisch lopen weer 'tot stand is gebracht' wordt toegewerkt naar de opbouw van de snelheid van het lopen. Dit gebeurt door middel van lopen op de loopband; begonnen wordt met Inekes comfortabele loopsnelheid (bij basislijnmeting blijkt dit bijvoorbeeld twee km per uur te zijn). Geleidelijk wordt, in een van tevoren vastgesteld aantal sessies, opgebouwd naar het gewenste tempo, in dit voorbeeld vier km per uur. Nu symmetrie en snelheid van het lopen zijn 'geshaped' wordt gestart met de kwantitatieve opbouw van het lopen met het graded-activityschema.

In dit voorbeeld is er sprake van opeenvolgende opbouw van het lopen: éérst shapen van de symmetrie, daarna van de loopsnelheid en daarna pas het hernieuwde looppatroon opbouwen in tijd (kwantitatief). In de praktijk kan men ook kiezen voor een meer parallelle aanpak waarbij kwalitatieve en kwantitatieve opbouw gelijktijdig starten, bijvoorbeeld wanneer de hulpverlener verwacht dat generalisatie gemakkelijk zal optreden. Zo kan bij de opbouw van de snelheid van het lopen de symmetrie 'vanzelf' verbeteren of zal bij de opbouw in het aantal minuten van het lopen de snelheid 'vanzelf' toenemen.

In principe kan voor iedere nieuw te leren vaardigheid een shapingprogramma opgesteld worden. Er wordt een beroep gedaan op de creativiteit van de hulpverlener om vaardigheden op te delen in kleinere, voor de cliënt haalbare, stukken. Een belangrijk aspect hiervan is handhaving van het principe van tijdcontingentie, waarbij de cliënt toch voldoende 'ruimte' (tijd) krijgt om de vaardigheid met succes weer aan te leren.

Op welke manier de opbouw ook wordt bepaald, de afspraken worden vastgelegd in de vorm van een grafiek. Het is raadzaam de grafieken van de basislijnfase en opbouwfase in één grafiek weer te geven. Op deze manier wordt het verschil tussen het functioneren in de basislijnfase en opbouwfase in één overzicht duidelijk gemaakt. Bij het maken van de grafieken is het belangrijk om de cliënt nogmaals het verschil duidelijk te maken tussen de basislijnfase, waarin hij pijncontingent functioneerde, en de opbouwfase waarin hij tijdcontingent gaat functioneren. Een voorbeeldformulier voor een grafiek staat in bijlage 5.

Samenvatting afspraken voor de opbouw

Er zijn vier manieren voor opbouw van activiteiten:

1 successieve approximatie: stapsgewijze opbouw, de stappen staan vast;
2 actieplannen: werken met tussendoelen (bijv. weekdoelen); de cliënt zelf bepaalt de afzonderlijke stappen naar het tussen- doel;
3 activiteitenblok: opbouw van activiteiten die uit een verzame- ling van verschillende handelingen of activiteiten bestaan;
4 shaping: opdelen van een activiteit die (kwalitatief) nog niet kan worden uitgevoerd.

Zet, indien mogelijk, de verzamelde gegevens van de basisni- veaufase in een grafiek. Maak de cliënt duidelijk wat zijn basis- niveau is (gemiddelde waarde) voor de betreffende activiteiten. Maak het verschil nogmaals duidelijk tussen basisniveau- en opbouwfase (pijncontingent functioneren versus tijdcontingent functioneren).

Benadruk dat alleen een systematische, geleidelijke opbouw leidt tot een verbetering van het activiteitenniveau.

Bepaal met de cliënt voor iedere activiteit afspraken over de kwaliteit van het bewegen, einddoel en tussendoelen.

Wat wordt het startniveau? Start de opbouw in de regel onder het basisniveau om verzekerd te zijn van succeservaringen in het begin. Een vuistregel is de opbouw te starten op basisniveau min 20%.

Maak afspraken over wanneer, hoe vaak en in welke context de activiteiten worden uitgevoerd en met welke stappen wordt op- gebouwd.

Leg de stappen vast. Zet ze uit in een grafiek.

Maak duidelijk dat je de grafieken regelmatig zult inzien (doel: bekrachtiging, evaluatie; niet: 'controle').

Stap 7 Opbouwschema uitvoeren

Tijdens de behandelfase, waarin op tijdcontingente wijze aan het be- reiken van de doelstellingen wordt gewerkt, past de hulpverlener een aantal technieken toe uit de gedragsmatige benadering.

In deze paragraaf volgt een beschrijving hoe de hulpverlener de vol- gende technieken kan toepassen: positieve bekrachtiging van het doelgedrag, extinctie (uitdoving) van het pijngedrag, omgaan met pijngedrag en generalisatie.

POSITIEVE BEKRACHTIGING VAN HET DOELGEDRAG

Operante leerprincipes leren ons dat veel gedrag onder invloed staat van de directe consequenties van het vertoonde gedrag. Bij operante behandelstrategieën wordt gebruik gemaakt van de leereffecten van bekrachtiging van het gedrag van de cliënt.

Het doel is om het activiteitenniveau uit te breiden, zodat de cliënt ondanks de pijn toch weer een aantal door hem gewenste activiteiten kan uitvoeren. Het weer kunnen uitvoeren van die activiteiten is het doelgedrag.

Pijngedrag kan zowel verbaal als non-verbaal worden geuit. Praten over de pijn en kreunen zijn voorbeelden van verbaal pijngedrag. Grimassen trekken, vermijding van activiteiten, asymmetrisch lopen en compensatoire bewegingen zijn voorbeelden van non-verbaal pijngedrag.

Tijdens de behandeling wordt het principe van tijdcontingentie toegepast. De cliënt stopt wanneer hij de van tevoren vastgelegde activiteit (= het doelgedrag) heeft uitgevoerd. In deze fase is het dan ook van groot belang dat het doelgedrag positief bekrachtigd wordt en er geen aandacht meer uitgaat naar het pijngedrag.

Principes van bekrachtiging

Om het principe van bekrachtiging van doelgedrag goed te kunnen toepassen, is het belangrijk om al in de startfase inzicht te krijgen in wat de cliënt als belonend (bekrachtigend) ervaart. Bekrachtigers zijn individueel verschillend en de hulpverlener dient hiermee rekening te houden. Waar de ene cliënt een schouderklopje als een compliment ervaart zal een ander hier aversie tegen hebben. De hulpverlener kan het doelgedrag zowel verbaal als non-verbaal bekrachtigen. Lofuitingen of korte praatjes vanuit een oprechte interesse in de cliënt als persoon worden door iedereen meestal als prettig ervaren. Instemmend knikken, duim omhoog (in de westerse cultuur) of dicht in de buurt blijven van de persoon zijn universele non-verbale bekrachtigers. Bij de opbouw naar het doelgedrag (doelstelling van de cliënt met de tussenstappen die daarvoor afgesproken zijn) is het belangrijk om onmiddellijk te bekrachtigen na het bereiken van ieder gewenst resultaat. Iedere vooruitgang, succeservaring, hoe klein ook, wordt gebruikt om te stimuleren, te bekrachtigen. In het begin van het opbouwprogramma wordt dan ook veelvuldig bekrachtigd. Het vaak belonen van kleine stappen in de opbouw naar de doelstelling werkt effectiever dan af en toe een grote beloning.

Naarmate de opbouw vordert bekrachtigt de hulpverlener meer intermitterend. Het doelgedrag komt nu vaker voor, de cliënt heeft ervaring opgedaan met het principe van tijdcontingent handelen. In deze fase is bekrachtiging effectiever wanneer zij onvoorspelbaar is; de waardering in de vorm van onverwachte beloning is nu groter dan van regelmatige, voorspelbare, beloning.

Bekrachtiging is geen trucje; de hulpverlener bekrachtigt op basis van gemeende belangstelling voor de vorderingen die de cliënt maakt, op basis van empathie, en niet als een automatisme.

Bekrachtigers vanuit de omgeving van de cliënt (hulpverlener, familie) zijn extrinsieke bekrachtigers. Bekrachtiging vanuit de omgeving betekent een belangrijke ondersteuning bij het ontwikkelen van nieuw gedrag. Om dit nieuwe gedrag echter te laten beklijven zijn intrinsieke bekrachtigers nodig. Wanneer de persoon zelf de positieve gevolgen van het nieuwe gedrag 'aan den lijve ervaart' is de kans groot dat het doelgedrag aanhoudt over langere termijn. De hulpverlener kan dit stimuleren door vaker te vragen naar de positieve veranderingen die merkbaar zijn voor de cliënt als gevolg van de opbouw. Vraag hierbij niet alleen naar de veranderingen op fysiek, maar ook op emotioneel en sociaal vlak. De hulpverlener kan hiervoor evaluatiegesprekken plannen, de zogenoemde 'werkbespreking' of 'voortgangsbespreking' met de cliënt. Bij deze bespreking zijn de cliënt en de behandelaar(s), de rechtstreeks bij de behandeling betrokkenen, aanwezig. De partner van de cliënt kan ook aanwezig zijn. De werkbespreking is bedoeld om de voortgang van de opbouw te bespreken. De grafieken zijn hierbij een belangrijk hulpmiddel. Aan de hand van de grafieken wordt de opbouw besproken, worden de behaalde resultaten bekrachtigd en afspraken gemaakt voor het verdere verloop van de opbouw. De cliënt heeft een actieve rol bij deze werkbesprekingen omdat hij wordt gestimuleerd om zelf aan te geven hoe het verloop van de opbouw is en wat hij ervan vindt. De evaluatie aan de hand van de grafieken is objectief, de cliënt toont met behulp van de grafieken of het is gelukt de afgesproken opbouw te realiseren. Daarnaast krijgt de cliënt ruimte om aan te geven hoe hij hierover denkt en het ervaart.

Het is goed om het doel van de werkbespreking, het bespreken van de voortgang van de opbouw, duidelijk te benadrukken en niet de verwachting te wekken dat het om controle gaat.

Bekrachtiging door de hulpverlener of de omgeving van de cliënt zijn voorbeelden van extrinsieke bekrachtiging. Zelfbeloning door de cliënt maakt ook deel uit van bekrachtiging bij het realiseren van het doelgedrag. Inekes hulpverlener speelt hierop in tijdens de begeleiding.

> 'U bent goed op weg met de opbouw naar twintig minuten lopen. Hebt u er al over nagedacht hoe u uzelf beloont met het halen van het doel? Uit eten gaan bijvoorbeeld?! Het is ook een idee om een alternatieve 'straf' te bedenken voor als het doel níet wordt gehaald. Uw eenzame tante eens uitnodigen, wat u al zo lang voor u uit schuift.'

Grafieken

Een speciale vorm van bekrachtiging in de opbouwfase is het gebruik van grafieken. De grafieken worden gebruikt om de opbouw naar de doelstelling inzichtelijk te maken, zowel voor de cliënt en zijn omgeving (thuis, familie) als voor de hulpverlener. Grafieken geven niet alleen inzicht in het proces van tijdcontingente opbouw naar de doelstellingen, maar zijn ook een vorm van bekrachtiging bij het invullen en bespreken met de hulpverlener of familie. De cliënt krijgt de opdracht de grafieken in eigen beheer te houden en consequent in te vullen bij het volbrengen van iedere stap in de opbouw naar de doelstelling. De grafieken zijn een belangrijk hulpmiddel in de communicatie wanneer hulpverlener of familie vragen naar het functioneren van de cliënt en niet hoe het met zijn pijn gaat. De vraag die gesteld wordt is dan: 'Is het je gelukt om de (tussen)doelen te realiseren die je hebt gesteld?' of: 'Wat heb je gedaan aan opbouw de afgelopen periode, mag ik je grafieken eens inzien?' Op deze manier vragen naar activiteiten zal minder snel pijngedrag uitlokken dan de vraag: 'Hoe is het met je gegaan de afgelopen periode?' De kans is groot dat de cliënt op deze laatste, open, vraag reageert met vertellen over de pijn in plaats van wat hij gedaan heeft.

Ook hulpverleners of familieleden die niet rechtstreeks betrokken zijn bij de behandeling kunnen de opbouw volgen en adequaat reageren door te vragen naar de grafieken en ze te bekijken. Wanneer de cliënt de afspraken over de opbouw is nagekomen, reageert de hulpverlener, of het familielid, met bekrachtiging van het behaalde resultaat.

Enkele adviezen om de grafieken vorm te geven:
- Zorg voor een stijgende vorm van de grafieken: in plaats van 'afbouw van het korset' kan een doelstelling beter geformuleerd worden als 'opbouw van het functioneren zonder korset'. Met een dergelijke positieve formulering van de doelstelling kan de grafiek volgens een opbouwschema worden weergegeven.
- Geef de resultaten uit de basislijn en opbouwfase weer in één grafiek. Dan is in één overzicht het verschil te zien tussen het pijncontingent functioneren in de basislijnfase (en daarvoor) en het tijdcontingent, doelgericht, functioneren in de opbouwfase (en daarna).
- Zorg dat de grafieken overzichtelijk en ruim worden weergegeven. Gebruik voor iedere activiteit een aparte grafiek (bijlage 5) en maak de cliënt zelf verantwoordelijk voor het beheer en het invullen van de grafieken; dit bevordert toepassing op langere termijn.

EXTINCTIE (UITDOVING) VAN HET PIJNGEDRAG

Extingeren betekent letterlijk uitdoven. De hulpverlener past dit principe toe door geen aandacht te schenken aan het pijngedrag van de cliënt maar wél aan de tot nu toe behaalde resultaten, of het gesprek te richten op een ander onderwerp dat voor de cliënt interessant is.

In de behandelfase gaat de aandacht uit naar het doelgedrag; de opbouw van activiteiten, toename van participatie of verbetering van het bewegen (gemakkelijker, soepeler, langer kunnen volhouden). Op deze manier zal automatisch minder aandacht uitgaan naar het pijngedrag. Mede omdat het pijngedrag minder bekrachtigd wordt zal dit geleidelijk afnemen. In de operante theorie wordt dit beschreven als extinctie van pijngedrag. Het pijngedrag zal niet meteen aan het begin van de opbouwfase afnemen. Aanvankelijk zal het pijngedrag zelfs toenemen; volgens de operante theorie wordt dit verklaard doordat geen aandacht meer geschonken wordt aan het pijngedrag. De cliënt is gewend dat de omgeving reageert op zijn pijngedrag; nu er niet meer wordt gereageerd op dat gedrag zal het gedrag toenemen om toch een reactie te krijgen. Wanneer het pijngedrag in het begin van de behandelfase toeneemt, is dit niet alarmerend. Een aannemelijke verklaring hiervoor tegenover de cliënt kan zijn: 'U gaat een opbouwprogramma beginnen. U kunt zich voorstellen dat het lichaam hier aanvankelijk onwennig op reageert, bijvoorbeeld met meer pijn. Dit is helemaal niet alarmerend. Het hoort erbij.' De hulpverlener zal hierbij terugrijpen naar de verklaringen die in de uitlegfase zijn gegeven, zoals 'het inbraakalarm staat te gevoelig afgesteld en waarschuwt onnodig'.

In de praktijk wordt discussie gevoerd over het wel of niet aangeven van de verwachte pijntoename aan het begin van de opbouwfase. Tegenstanders geven hierbij aan dat het weer de aandacht op de pijn richt en pijngedrag zal uitlokken. Voorstanders vinden juist dat de cliënt van tevoren geïnformeerd dient te worden om snel te kunnen reageren op ongerustheid in geval van pijntoename. Bij nieuwe klachten moet de hulpverlener open blijven staan voor signalen die kunnen duiden op de aanwezigheid van 'rode vlaggen'. De hulpverlener zal zich moeten afvragen of de pijntoename het normale, niet alarmerende, gevolg is van het programma en de (weg naar) extinctie van het pijngedrag of een nieuwe, andere klacht betekent waarvoor een verwijzing naar een huisarts en mogelijk hernieuwd medisch-diagnostisch onderzoek van de pijnklachten nodig is.

Bij toepassing van de cognitief-gedragsgeoriënteerde behandeling is, vooral in de behandelfase, de aandacht van de hulpverlener gericht op gezond gedrag. Behandelaars met weinig ervaring hebben wel eens de neiging te veel nadruk te leggen op extinctie om het pijngedrag of lastige vragen van de cliënt te negeren. In dergelijke situaties kan de cliënt zich genegeerd voelen als persoon. Het is raadzaam om, zeker in het begin van de behandelfase, veelvuldig gebruik te maken van positieve bekrachtiging; wanneer die ontbreekt voelt de cliënt zich in de kou gezet en onpersoonlijk benaderd. De bekrachtiging dient gemeend en oprecht te zijn, gericht op het functioneren van de cliënt mét pijn. De hulpverlener zal duidelijk empathie moeten tonen voor het succesvol toepassen van de cognitief-gedragsgeoriënteerde behandeling.

OMGAAN MET PIJNGEDRAG – KNELPUNTEN
Het is een normaal verschijnsel dat zich tijdens de behandelfase knelpunten voordoen. De volgende drie situaties komen in de praktijk veelvuldig voor.
1 De cliënt bereikt het voor die dag gestelde doel niet maar heeft tot dan toe steeds de gestelde doelen gehaald (een off-day).
2 De cliënt heeft het gestelde doel gehaald maar heeft dit (wederom) op een pijncontingente manier gedaan en niet, zoals afgesproken, tijdcontingent (pijncontingente opbouw).
3 De cliënt heeft het gestelde doel (meermalen) niet gehaald, benadert de opbouw nog steeds pijncontingent en twijfelt over het behalen van het einddoel (tussendoel meermalen niet gehaald, twijfel over halen einddoel).
Hoe de hulpverlener zou kunnen reageren op deze drie verschillende

situaties wordt hieronder beschreven aan de hand van de casus van
Ineke.

Een off-day

Ineke voert met de hulpverlener de oefening ter versterking van
de bovenbeenspieren uit. De afspraak voor vandaag is om drie
series van vijftien herhalingen te doen. Vandaag lukt dit niet zo
goed. Ineke heeft beduidend meer last van de welbekende pijn in
rug en been. Dit laat ze duidelijk merken aan de hulpverlener. Ze
trekt grimassen, wrijft over het pijnlijke been en vertelt herhaal-
delijk dat ze meer pijn heeft.
De hulpverlener kan in deze situatie kiezen voor extinctie van het
pijngedrag. Dit kan op verschillende manieren. Eén manier is
door te reageren met aanmoediging en bekrachtiging van het tot
nog toe behaalde resultaat: zo kan de aandacht van de pijn
worden afgeleid. Een andere manier is benadrukken dat Ineke in
vergelijkbare situaties steeds heeft volgehouden, nog een andere
is van gespreksonderwerp switchen. Een mogelijkheid van extinctie is ook dat de hulpverlener de discussie vermijdt door na
een korte aanmoediging als 'ik begrijp dat het vandaag moeilijk
gaat, maar dit is niet de eerste keer en die andere keren bent u er
ook steeds in geslaagd toch het gestelde doel te bereiken, kom
op!' zich terugtrekt en zich met iets of iemand anders bezig-
houdt. Uiteraard keert de hulpverlener na korte tijd weer terug
om te kijken of de cliënt heeft volgehouden (bekrachtigen) of de
doelstelling niet gehaald heeft.
Het eenmalig niet halen van een doelstelling hoeft dus geen
consequenties te hebben. Het is raadzaam zo weinig mogelijk
aandacht (bekrachtiging) te geven aan het ongewenste resultaat
(het niet halen van de doelstelling voor die ene keer). De hulpverlener kan de cliënt erop wijzen dat hij op deze manier weer
pijncontingent functioneert en de doelstellingen mogelijk niet
zal bereiken wanneer dit vaker gebeurt.

Doelstelling halen op een pijncontingente manier

Ineke laat de hulpverlener de grafiek zien van de opbouw van het
lopen van afgelopen week. Het doel dat ze zichzelf voor deze
week heeft gesteld heeft ze bereikt. Het verloop van de opbouw

was echter zeer wisselend en bij het bekijken van de grafiek en bij navragen blijkt dat de opbouw pijncontingent is gebeurd.

De hulpverlener reageert door Ineke te laten reflecteren op de wijze waarop zij het doel bereikt heeft en welke nadelen hieraan vastzitten: 'Ik zie dat u het doel voor deze week hebt gehaald, dat is prima, mijn compliment. Ik merk wel aan de grafiek, en wat u over het verloop van de opbouw vertelt, dat u zich hebt laten leiden door de pijn.' Ineke wordt geconfronteerd met zichzelf, dat dit op lange termijn geen effectieve manier is om haar doelen te bereiken, met de volgende vragen: 'Heeft het op deze manier (pijncontingent) omgaan met activiteiten u in het verleden succes opgeleverd? Wat hebt u hierover geconcludeerd in onze eerdere gesprekken? Hoe wilt u de opbouw volgende week nu gaan aanpakken?'

Op deze manier probeert de hulpverlener het inzicht en de motivatie voor een tijdcontingente benadering van de doelstelling bij Ineke te versterken.

Tussendoel meermalen niet gehaald, twijfel over halen einddoel
Na een periode van opbouw heeft Ineke een slechte periode en op diverse therapieonderdelen heeft zij de doelen niet gehaald. Ze vraagt zich af of ze wel door moet gaan. De pijn is zo hevig dat het haar niet is gelukt om de draad weer op te pakken.

In deze situatie kan de hulpverlener zijn empathie tonen door de volgende uitspraak: 'Het is u niet gelukt is om uw doelen te halen, dat is spijtig. U betwijfelt of u zo wel door moet gaan, dat kan ik me voorstellen.' Vervolgens tracht hij te achterhalen welke factoren hier een rol bij spelen: 'In het begin van de opbouwfase was u goed in staat om de doelen te halen, wat is volgens u de oorzaak dat dit de afgelopen periode niet meer is gelukt?' De hulpverlener laat de consequenties door Ineke benoemen door te vragen: 'Waar maakt u zich nu het meeste zorgen over?' Over voortgang en verdere invulling van de behandelfase kan de volgende vraag gesteld worden: 'Wat moet er veranderen om weer terecht te komen op de weg die u aan het begin van de opbouwfase bent ingeslagen?'

De hulpverlener toont empathie en gaat mee met de weerstand van de cliënt, maar probeert ook zelfmotiverende uitspraken te

ontlokken waarmee de cliënt zichzelf ervan overtuigt dat doorgaan op de huidige manier niet effectief is en zelf oplossingen
aandraagt om met de huidige situatie om te gaan.

Wanneer de opbouw structureel stagneert, moet de hulpverlener na-
gaan welke factoren hierbij een rol kunnen spelen. Deze kunnen zijn:
de handelwijze van de behandelaar zelf, bekrachtigers van het pijngedrag in de omgeving van de cliënt, ziekte, een verkeerde inschatting
van de haalbaarheid van de doelen, enzovoort. Het is aan de hulpverlener om na te gaan of dit veranderbare factoren zijn en of ze
binnen zijn invloedssfeer liggen. Is een verkeerde inschatting de oorzaak dan is het raadzaam dat cliënt en hulpverlener zich samen be-
raden over het tempo van de opbouw, de grootte van de tussenstappen
of het einddoel. Herhaling van delen van de educatie kan nodig zijn
om de cliënt te motiveren de draad weer op te pakken.
Wanneer de hulpverlener tijdens de behandelfase tot de conclusie
komt dat de in stand houdende factoren door hem niet beïnvloedbaar
zijn, omdat ze ernstiger zijn dan ingeschat tijdens de inventarisatie- of
analysefase of pas tijdens de behandelfase duidelijk zijn geworden,
wordt de behandeling gestopt. Er volgt een gesprek met de cliënt
waarin, op neutrale wijze, wordt vastgesteld dat 'graded activity op dit
moment voor hem niet de juiste behandelmethode is'.
Ook is het goed mogelijk dat het aanvankelijke verklaringsmodel niet
volledig is geweest. Zeker als er een betere band met cliënten ontstaat
komt er nogal eens nieuwe informatie. Blijf daarom in gesprek met de
cliënt. Als blijkt dat er een in stand houdende factor is die niet in het
verklaringsmodel staat, bijvoorbeeld een arbeidsconflict, dan dient de
ingeslagen weg heroverwogen te worden.

Stap 8 Generalisatie en evaluatie
De cliënt heeft zijn manier van omgaan met pijn en dagelijks functioneren veranderd. Hij functioneert op een hoger niveau, maar er is
altijd kans op terugval. Uiteindelijk moet de cliënt zelfstandig verder
en ook op langere termijn zijn activiteiten op peil houden of, indien
gewenst, uitbreiden.
Tijdens de behandelfase leert de cliënt nieuwe vaardigheden, verwerft
hij nieuwe inzichten en wordt het niveau van activiteiten uit zijn
dagelijkse functioneren opgebouwd. Het is echter niet voldoende dat
deze veranderingen zich afspelen binnen de therapeutische setting.
Uiteindelijk gaat het erom dat de cliënt het geleerde gaat toepassen in

de dagelijkse praktijk. Dit proces wordt aangeduid met de term 'generalisatie'. Generalisatie is een essentieel onderdeel van de cognitief-
gedragsgeoriënteerde benadering en begint feitelijk bij aanvang van
de begeleiding; het is een continu proces gedurende de samenwerking
tussen hulpverlener en cliënt, met als gemeenschappelijk streven dat
de cliënt zelfstandig leert om te gaan met pijn en de gevolgen ervan
voor het dagelijkse functioneren. Generalisatie bepaalt in welke mate
de behandeling uiteindelijk is geslaagd. In de behandelfase heeft de
hulpverlener een aantal mogelijkheden om generalisatie te stimuleren.
Het halen van de behandeldoelen is de eerste stap op weg naar generalisatie. Voor generalisatie zijn de langetermijnverwachtingen het
belangrijkst. De behandeldoelen moeten gesteld worden rekening
houdend met die langetermijnverwachtingen.

GENERALISATIE

Oefenen in de 'echte' situatie

Graded activity stimuleert zelfzorg; zelfzorg houdt onder andere in dat
de cliënt de geleerde vaardigheden kan toepassen in zijn eigen omgeving. De vaardigheden of activiteiten zijn aangeleerd of uitgevoerd
onder invloed van bepaalde stimuli. Belangrijke stimuli tijdens de behandelfase zijn de bekrachtigers van de hulpverlener; zijn interesse,
aandacht en aanmoediging hebben de cliënt gestimuleerd bij het bereiken van de doelstellingen. Om generalisatie te bevorderen is het
belangrijk dat ook gebruik wordt gemaakt van bekrachtigers, of stimuli, in de eigen omgeving van de cliënt. Daarom dienen activiteiten
of vaardigheden zo veel mogelijk te worden geoefend in de 'echte'
situatie en moet de trainingssituatie zo veel mogelijk lijken op de echte
situatie. Daarnaast kan de hulpverlener gebruik maken van meerdere
situaties in de behandelfase: in de casus van Ineke kiest de hulpverlener ná kwalitatieve opbouw van het lopen (shaping) voor opbouw
van het buiten lopen in verschillende situaties (wisselende omgeving,
met hulpverlener of met partner, indien van toepassing; mét of zonder
hond/kinderen, enz.)

Beëindigen van de bekrachtiging door de hulpverlener

Er is sprake van goede generalisatie als de cliënt in staat is de geleerde
vaardigheden, de veranderde inzichten en het gewonnen functionele
niveau in de tijd weet te handhaven. Of het nieuwe gedrag in de tijd
blijft voortbestaan hangt onder meer af van de bekrachtiging die erop
volgt. Deze bekrachtiging kan uiteindelijk niet meer gegeven worden
door de hulpverlener. Daarom is het belangrijk dat de hulpverlener

zijn bekrachtiging geleidelijk achterwege laat gedurende de behandelfase en ook in deze fase focust op intrinsieke bekrachtigers. Zo zal de hulpverlener in het begin van de behandelfase iedere tussenstap naar het doel bekrachtigen, in een later stadium alleen nog bekrachtigen op het moment dat het doel is bereikt. Hierbij is het belangrijk dat de hulpverlener benadrukt dat het behaalde resultaat de verdienste is van de cliënt, niet van de hulpverlener. De cliënt zal zélf, met zijn omgeving, voor intrinsieke bekrachtiging van het 'nieuwe' gedrag moeten zorgen.

Betrek de omgeving van de cliënt bij de behandeling

De reactie van de directe omgeving heeft grote invloed op het (pijn)-gedrag van de cliënt. Daarom is het essentieel de directe omgeving van de cliënt te betrekken bij de behandeling. Het betrekken van de partner en eventueel andere personen bij de behandelfase is een onderdeel van veel cognitief-gedragsgeoriënteerde behandelprogramma's. In een partnercursus (groepsgewijs aangeboden) leert de partner gezond gedrag en pijngedrag te identificeren, de eigen reacties hierop te herkennen, en leert hij omgaan met het pijngedrag van zijn partner. Tevens krijgt de partner dezelfde inzichten als de cliënt over pijn en de gevolgen van de huidige manier van omgaan met pijn. Hiervoor kan de educatie die aan de cliënt wordt gegeven ook aan de partner worden gegeven. Op deze manier draagt partnerinstructie bij aan een gemeenschappelijk inzicht in omgaan met pijn: bij de cliënt én zijn directe omgeving.

Partnerinstructie is een wezenlijke voorwaarde voor generalisatie en mag, zeker bij meer complexe pijnproblematiek, niet ontbreken in het behandelprogramma.

Daarnaast is het zinvol om gedurende de behandelfase aandacht te besteden aan gunstige effecten van de behandeling voor de omgeving van de cliënt. Hiertoe dienen vragen van de hulpverlener als 'waar merkt je omgeving aan dat het beter met je gaat?', 'merk je behalve de opbouw van de gekozen activiteiten nog andere gunstige effecten van de behandeling, waar je omgeving van profiteert?'

Werkbespreking; leer de cliënt de graded-activityaanpak

Om straks, na de behandeling, zelfstandig verder te kunnen met de opbouw van andere activiteiten die in de behandeling niet aan de orde zijn geweest, is het belangrijk de cliënt de graded-activityaanpak aan te leren. Laat de cliënt zich bewust worden van andere zinvolle activiteiten die hij straks wil hervatten of opbouwen. Leg hem hierbij uit dat een basisniveaumeting een goede manier is om te bepalen waar hij de opbouw kan beginnen. Bespreek het doelen stellen zoals dat in de behandelfase is gebeurd, de verschillende manieren van omgaan met opbouw en het principe van tijdcontingentie. In de al eerder genoemde werkbesprekingen wordt in de generalisatiefase uitgebreid aandacht geschonken aan het idee achter graded activity, het op langere termijn blijven toepassen ervan voor de geoefende activiteiten en de toepassing ervan voor nieuwe. Het is belangrijk om hindernissen die daarbij te verwachten zijn uitgebreid te bespreken met de cliënt.

Therapievrije intervallen

Tijdens het laatste deel van de behandelfase dient de cliënt expliciet de gelegenheid te krijgen de geleerde vaardigheden toe te passen in zijn eigen omgeving (bijv. het gedeeltelijk hervatten van werk). Hiervoor kan de hulpverlener 'therapievrije perioden' inbouwen. Deze perioden kunnen variëren van enkele dagen tot enkele weken. In een dergelijke periode ervaart de cliënt wat hem nog belemmert in zijn functioneren en ontdekt hij welke factoren terugval kunnen uitlokken. Aan de hand van deze ervaringen kunnen hulpverlener en cliënt de doelen bijstellen of nieuwe doelen formuleren voor de verdere behandeling.

Omgaan met terugval

Het is goed dat de hulpverlener vooraf al aangeeft dat terugval een normaal verschijnsel is dat hoort bij het zelfstandig omgaan met pijn. In geval van (tijdelijk) meer belastende omgevingsfactoren (bijv. door ziekte in de familie) of verminderde belastbaarheid (bijv. ziekte van de cliënt zelf), is aanpassing van het activiteitenniveau een reële optie. Wanneer de wens en de mogelijkheden voor terugkeer naar het activiteitenniveau van voor de terugval weer aanwezig zijn, kan de cliënt weer volgens graded activity te werk gaan. De cliënt heeft immers geleerd het oude niveau van functioneren van de gewenste activiteiten te hervatten door eerst het basisniveau opnieuw te bepalen, en vervolgens tijdcontingent, met tussenstappen, op te bouwen naar het oude niveau.

Terugkomafspraken

De hulpverlener kan afspraken maken met de cliënt over contact ná de behandeling. Dit contact kan telefonisch zijn of in de praktijk plaatsvinden. Ook hier is tijdcontingentie een voorwaarde. Doelstelling van dergelijke contacten is ondersteuning van de generalisatie door het bespreken van de ontwikkeling van de cliënt na de behandelperiode. Onderwerpen van het gesprek hierover zijn het verdere verloop van (de opbouw van) het activiteitenniveau, in hoeverre het gelukt is deze

activiteiten en vaardigheden toe te passen in de verschillende situaties,
de knelpunten die de cliënt hierbij is tegengekomen, hoe hij met deze
knelpunten is omgegaan en, terugkijkend naar de behandeling, welke
onderdelen van het behandelprogramma de cliënt het meest hebben
geholpen en wat hij gemist heeft in de behandeling.

Lotgenotencontact
Contact met lotgenoten kan voor een aantal mensen met chronische
pijn heel belangrijk zijn. Hiervoor bestaan verschillende patiëntenor-
ganisaties die onder meer regionale lotgenotenbijeenkomsten orga-
niseren. Doelstellingen van lotgenotenbijeenkomsten zijn uitwisseling
van informatie tussen mensen met chronische pijn onder elkaar en
met deskundigen, en onderlinge steun. Mensen voelen zich herkend
en begrepen op een lotgenotenbijeenkomst, wat kan bijdragen aan
acceptatie, een belangrijke voorwaarde voor het leren omgaan met pijn
en de beperkingen.
Hier volgen enkele voorbeelden van situaties waarin Inekes hulpverlener kan helpen bij generalisatie.

Stimuleren van generalisatie in de behandelfase
Zijn de activiteiten geoefend in de situatie waarin ze worden
uitgevoerd?
'U hebt het lopen goed opgebouwd. Zijn er situaties met betrekking tot het lopen waar u nog tegenop ziet?'

De cliënt is zelf verantwoordelijk voor het eindresultaat.
'Bedankt voor het compliment over mijn begeleiding, maar wie is
verantwoordelijk voor dit resultaat?'

Is de omgeving van de cliënt voldoende betrokken bij de behandeling?
'Hoe gaat uw partner om met de veranderingen in uw functioneren?'
'Merkt u verandering in hoe uw partner tegen uw pijn aankijkt en
ermee omgaat?'
'Bent u in staat om de vaardigheden die u hier hebt geleerd toe te
passen in uw werkomgeving? Wat moet er gebeuren om ze wél te
kunnen toepassen?'

Terugval is een normaal verschijnsel.

'U weet dat u door allerlei omstandigheden een keer kunt terugvallen. Wat gaat u doen als de pijnklachten over enige tijd
weer verergeren? Hoe zou u daarmee omgaan?'

Graded activity toepassen na de behandeling.
'U hebt uw voorlopige einddoel bereikt wat betreft het lopen en u
wilt dit niveau nu even vasthouden. Dat is prima. Stel dat u na
verloop van tijd de behoefte voelt om het lopen verder op te
bouwen; hoe pakt u dat dan aan?'
'Stel dat u straks wilt gaan joggen in plaats van wandelen, hoe
zou u dat dan aanpakken?'

Tijdcontingente terugkomafspraak.
'Ik plan over drie maanden een afspraak met u om van u te horen
hoe het is gegaan met het toepassen van alles wat u hebt geleerd
en hebt opgebouwd.'

EVALUATIE

Optimaliseren van het niveau van functioneren is een van de doelstellingen van de behandelfase van graded activity. Evaluatie van de
voortgang zal dan ook hierop moeten aansluiten. Voor deze evaluaties
zijn er verschillende mogelijkheden.

De werkbespreking

Een van de doelen van de werkbespreking is evaluatie van de opbouw
naar de gestelde doelen. Hierbij worden de grafieken gebruikt waarin
de afgesproken en al gerealiseerde opbouw door de cliënt zijn aangegeven. De cliënt heeft hierbij een actieve rol, omdat hij wordt gestimuleerd om zelf het verloop van de opbouw aan te geven en wat hij
daarvan vindt. De evaluatie aan de hand van de grafieken is objectief,
de cliënt toont met behulp van de grafieken of het is gelukt de afgesproken opbouw te realiseren. Daarnaast krijgt de cliënt ruimte om
aan te geven hoe hij hierover denkt en het ervaart.

Registratie van activiteiten

Zoals beschreven worden de grafieken gebruikt om de opbouw van het
activiteitenniveau te volgen. Daarnaast kunnen de instrumenten die in
de probleeminventarisatie worden gebruikt om het activiteitenniveau
in kaart te brengen, ook gebruikt worden ter evaluatie.

Andere uitkomsten van de behandeling

Naast evaluatie aan de hand van veranderingen van het activiteiten-niveau kan de graded-activitybehandeling ook op andere fronten worden geëvalueerd. Zo is afname van pijn een vaak beschreven effect van graded activity. Aangezien dit voor de cliënt een belangrijk 'ne-veneffect' is, is het raadzaam pijn mee te nemen in de evaluaties van de behandeling. Numerieke 11-puntsschalen zijn een veel gebruikt in-strument om dit te meten. Een score 0 betekent 'geen pijn' en een score 10 staat voor 'ondraaglijke pijn'.

Behalve evalueren op het niveau van activiteiten en pijn kan de be-handeling worden geëvalueerd op algemeen welbevinden en kwaliteit van leven. Hiervoor kan de RAND-36 vragenlijst worden gebruikt (www.rug.nl/nch/research_tools/tools/rand36).

Voorwaarden voor het toepassen van graded activity in de dagelijkse praktijk

Attitude van de hulpverlener

Het toepassen van een graded-activityprogramma vraagt niet alleen kennis en inzicht in de cognitief-gedragsmatige principes. Het vereist op de eerste plaats een zekere attitude ten aanzien van gezondheids- problemen en de rol van hulpverleners daarbij. Deze attitude wordt grotendeels bepaald door het model (biomedisch of biopsychosociaal) waarbinnen iemand is opgeleid en werkt. De keuze tussen biomedisch en biopsychosociaal blijkt lastig voor hulpverleners. Het is echter wel een essentiële keuze. De traditionele (biomedische) rol van de des- kundige die het probleem zal oplossen is bij graded activity vervangen door de rol van coach, die een cliënt begeleidt en ondersteunt in zijn proces van leren omgaan met zijn gezondheidsprobleem. Dit klinkt vrij eenvoudig en logisch. Onderzoek laat echter zien dat hulpverle- ners wel erkennen dat psychosociale factoren en faciliteren van de zelfredzaamheid van de cliënt van groot belang zijn, maar dat de meesten in de praktijk toch op de traditionele rol van deskundige terugvallen (Linton & Vlaeyen 2002). Er is blijkbaar een groot verschil tussen weten en doen.

Voor de hulpverleners die hoofdzakelijk biomedisch zijn opgeleid gaat de overstap naar een biopsychosociale visie vaak moeizaam. Men is er beducht voor het probleem te veel te psychologiseren. De overstap kost uiteraard tijd en gewenning, maar een belangrijk gegeven is dat een biopsychosociale probleemanalyse geen biomedische diagnose en/of behandeling uitsluit, maar wel recht doet aan langer bestaande klachten en de daarbij voorkomende veranderingen bij een cliënt. Voordat men kiest om een graded-activitybehandeling te gaan uitvoe- ren, zal men dus eerst de eigen opvattingen over pijn, de rol van de cliënt en de eigen rol onder de loep moeten nemen. Het moge duide- lijk zijn dat de ideeën en kennis van de behandelaar invloed hebben op de informatie die gegeven wordt en de keuze van de behandeling. De laatste tijd is er ook meer aandacht voor de gevoelens van bijvoorbeeld bewegingsangst bij de hulpverlener zelf (Rainville et al. 2000). Hulpverleners die zelf bang zijn voor het oppakken van activiteiten bij lagerugklachten bleken ook minder vaak cliënten met pijnklachten aan het bewegingsapparaat te stimuleren om actief te blijven of te worden. Dit kan een reden zijn waarom van adviezen in richtlijnen voor lagerugklachten wordt afgeweken. Kortom, is men er zelf van overtuigd dat pijnklachten nooit kunnen optreden of aanhouden zonder dat er ergens weefselschade is, dan zal dit mogelijk verbaal maar zeker ook non-verbaal gecommuniceerd worden.

Een andere vraag ten aanzien van de attitude is: 'Hoe cliëntgericht bent u?' Kan de hulpverlener zijn eigen ideeën over wat goed is voor iemands gezondheid overboord zetten, is de hulpverlener in staat om een cliënt te begeleiden bij het realiseren van zijn eigen wensen, die misschien niet stroken met opvattingen van de hulpverlener zelf? Natuurlijk hoeft de hulpverlener niet met alle wensen van een cliënt mee te gaan. Iedereen mag daarin ook zijn eigen grenzen stellen. Maar kent iedere hulpverlener zijn eigen grenzen en is zijn handelwijze ook daarop afgestemd?

Ook het loslaten van het idee zelf verantwoordelijk te zijn voor alles en van de plicht om oplossingen aan te bieden, is iets waar de hulpverlener oog voor moet hebben. Vindt hij het zijn taak om oplossingen aan te dragen? Hoeveel van zijn verantwoordelijkheden kan en wil de hulpverlener overdragen aan de cliënt? Ook hierin speelt een (biomedisch georiënteerde) basisopleiding een rol. Men is getraind om 'de deskundige' te zijn. Maar soms moeten we erkennen dat wij het probleem van de cliënt niet kunnen oplossen.

We willen hiermee niet met een belerend vingertje gaan wijzen, we willen vooral eenieder aan het denken zetten over zijn eigen opvattingen en werkwijze. Graded activity is geen simpel trucje dat te pas en te onpas gebruikt kan worden. Het is een aanpak die gestoeld is op een specifieke visie op gezondheid en hulpverlening.

Vaardigheden van de hulpverlener

Behalve dat een basisattitude van belang is, zijn er ook bepaalde vaardigheden waarover de hulpverlener moet beschikken. Kort samengevat zijn dit communicatie- en didactische vaardigheden, en het kunnen toepassen van gedragsmatige principes.

COMMUNICATIE- EN DIDACTISCHE VAARDIGHEDEN

Zoals in dit boek al vaker is benadrukt zijn communicatievaardigheden erg belangrijk. Gesprekken dienen niet vanuit een hulpverlener-cliënthiërarchie gevoerd te worden. Er is eerder sprake van een dialoog.

Deze dialoog is in het boek *Health behavior change* van Rollnick et al. (1999) heel goed uitgewerkt. Het trainen van communicatieve vaardigheden is sterk aan te bevelen. De belangrijkste communicatievaardigheden zetten we hier nog eens op een rijtje:

Actief luisteren/empathie tonen

Neem de cliënt serieus, toon respect. Erken dat de pijnklachten er zijn, dat ze serieus zijn en dat het niet gemakkelijk is om daarmee te moeten functioneren (leven). Geef ook aan dat zoeken naar oorzaak en oplossingen heel logisch en normaal is.

Argumenteren vermijden

Ga niet in discussie met de cliënt. Argumenteren is een teken dat de een de ander probeert te overtuigen. De kans is groot dat de ander met tegenargumenten komt waardoor de weerstand tegen verandering toeneemt. Blijf neutraal, beoordeel en veroordeel niet. Geef vooral mogelijkheden aan, maar zeg erbij dat er net zo goed andere kunnen zijn. De cliënt moet uiteindelijk zelf overtuigd raken van de zinvolheid van een andere manier van omgaan met de klachten dan tot nu toe.

Discrepanties benoemen

Open vragen stellen over effecten van diagnostiek en behandeling tot nu toe dragen bij tot het aan het denken zetten van een cliënt over zijn huidige keuzes. Maak duidelijk dat pijnklachten veel van de kwaliteit van leven hebben weggenomen. De belangrijkste vraag die de cliënt voor zichzelf moet beantwoorden is: doorgaan zoals tot nu toe of...?

Zelfredzaamheidsuitspraken bekrachtigen

Zodra de cliënt uitspraken doet die onder zelfmanagement vallen, moeten deze bekrachtigd worden, zodat de cliënt ervan overtuigd raakt dat hijzelf een steentje bij kan dragen aan de verbetering van zijn situatie. Probeer zo veel mogelijk oplossingen die een cliënt al zelf heeft bedacht of heeft uitgeprobeerd om zijn eigen situatie te veranderen te bekrachtigen. Stimuleer de cliënt tot het doen van dergelijke uitspraken.

Omgaan met weerstand

Veranderen van gewoonten is niet gemakkelijk en roept zeker in het begin weerstand op. Zodra een cliënt gaat tegensputteren is het zaak van strategie te veranderen en de aandacht verleggen.

EDUCATIE

Naast communicatievaardigheden spelen ook didactische vaardigheden een rol, aangezien educatie een belangrijk onderdeel is van de aanpak. Educatie is een effectieve manier om de inzichten en verwachtingen van de cliënt ten aanzien van pijn en de gevolgen van pijn te veranderen. Het blijkt dat mensen met chronische aspecifieke lage rugpijn, mét fysiek disfunctioneren én disfunctionele cognities ten aanzien van pijn, hun verklaringen en verwachtingen positief bijstellen na de educatie. Zoals al eerder gesteld: graded-activitybehandeling kan niet zonder educatie, maar educatie als enige interventie bij cliënten met chronische pijn en disfunctioneren is meestal onvoldoende om de cliënt ook beter te laten functioneren.

Educatie kan patiënten helpen hun kennis en inzicht in hun klachtenbeeld te vermeerderen en de zelfredzaamheid (Jaarsma et al. 1999) en de fysieke capaciteiten te vergroten (Riemsma 2004). De tevredenheid over de behandeling neemt toe als er voldoende informatie is gegeven. Of een patiënt wat opsteekt van het geven van uitleg, hangt in sterke mate af van de eigen attitude en motivatie van patiënt (Johansson et al. 2003; 2005) en van de hulpverlener (Rolnick et al. 1999). Ook bij educatie is een cliëntgerichte houding het uitgangspunt. De positieve betrokkenheid van een cliënt is sterker als de informatie is afgestemd op de eigen wensen en behoeften van de cliënt. De hulpverlener moet voldoende 'stof' ter beschikking hebben om de pijn uit te kunnen leggen. Een standaardverhaal is onvoldoende. De kunst is iedere keer weer het verhaal aan te passen aan de individuele cliënt.

Educatie is niet het geven van adviezen of het doen van voorstellen. Dan is er weer sprake van een diagnose-receptmodel. De deskundige weet wat goed is en de cliënt hoeft het advies alleen maar uit te voeren. Toch maken we bij de educatie wel gebruik van een wat sturende aanpak. De cliënt is immers niet op de hoogte van een aantal mogelijkheden, weet onvoldoende over een aantal zaken. Hierin zal de hulpverlener dus enigszins sturend moeten optreden.

De kunst blijft echter om de cliënt aan het denken te zetten en zijn eigen conclusies en keuzes te laten maken. Educatie is een continu proces tijdens de gehele behandeling. Regelmatig vragen naar veranderingen, ervaringen, knelpunten, daarbij steeds refererend naar het samen opgestelde verklaringsmodel is een 'must'. Educatie kan ondersteund worden door hulpmiddelen als leesmateriaal, huiswerkopdrachten en visualisatie (tekeningen, schema's, PowerPoint-presentaties, enz.). Educatie vraagt ook enige creativiteit van de hulpverlener.

DE GEDRAGSMATIGE PRINCIPES KUNNEN TOEPASSEN

Graded activity wordt wel eens verward met het negeren van pijngedrag. Aan pijn zou geen aandacht geschonken mogen worden, over pijn zou nooit meer gesproken worden. Dit is echter onwaar of een misverstand. Het positief bekrachtigen van gezond gedrag is een sterk instrument dat de hulpverlener tot zijn beschikking heeft. Belonen werkt vele malen beter dan bestraffen. Het gaat eigenlijk om aandachtsverschuiving. In de traditionele rol is er veel aandacht voor de pijn. Bij graded activity is de aandacht juist gericht op de activiteit. Aandacht is beperkt, men kan niet overal aandacht voor hebben. Door veel aandacht te hebben voor de persoon zelf, door de vorderingen te bekrachtigen en door empathisch te zijn is er minder aandacht nodig voor pijn. Uiteraard mag de pijn gezien en erkend worden ('Ik zie dat het u veel moeite kost vandaag, toch weer knap van u dat u doorzet.'), maar meer aandacht is niet nodig. Voor wie net begint met het behandelen volgens graded activity is dit een valkuil. Pijn trekt sterk de aandacht van eenieder en we zijn opgeleid om hier op te reageren. Het vraagt tijd en oefening hier op een andere manier mee om te gaan. Begin de behandelsessie daarom steeds met gerichte vragen over de activiteiten, vermijd algemene openingszinnen als: 'hoe gaat het vandaag met u?' De kans is groot dat de cliënt de pijn, zeker in de beginfase van het programma, ter sprake brengt. Dit betekent dat de hulpverlener dit weer moet ombuigen naar de activiteiten en dat de cliënt zich mogelijk niet gehoord zal voelen. Leg dus vooraf steeds uit dat je weet dat de pijn er is, dat deze erg kan zijn, maar dat je er verder niet op ingaat omdat dit nu eenmaal geen verbetering oplevert.

Het bekrachtigen van gezond gedrag kent een aantal wetmatigheden die de hulpverlener moet kennen. In het begin is veel bekrachtiging nodig om een gedragsverandering op gang te krijgen. Iedere aanzet tot activiteit moet gestimuleerd worden. Naarmate het proces vordert dient het bekrachtigen door de hulpverlener af te nemen. Bekrachtiging vindt dan minder frequent en onregelmatiger plaats. Daardoor beklijft het nieuw aangeleerde gedrag beter en langer.
Gedrag zal pas uitdoven (afnemen) na een aanvankelijke verergering. Door consequent aandacht te blijven geven aan het gewenste gedrag, de activiteiten, kan dit uiteindelijk worden doorbroken.
Wat voor iemand een bekrachtiging is, is zeer persoonlijk. Een schouderklopje, een complimentje of een persoonlijk gesprek zijn in het algemeen bekrachtigers die bij cliënten werken. De wijze waarop een complimentje wordt gegeven geeft echter de doorslag. Is het oprecht, merkt de cliënt eraan dat de hulpverlener betrokken is? Alleen

dan werkt het. Sommige cliënten stellen het op prijs om vaak geprezen te worden, andere worden daar nerveus van. Doseren en afstemmen op de individuele cliënt vraagt enige vaardigheid.

Het gebruik van grafieken is een vorm van bekrachtiging. Het invullen van de behaalde quota door de cliënt zelf is bekrachtigend, maar ook het met de cliënt doornemen van zijn ingevulde grafieken.

Bekrachtigen gaat echter verder. Heel goed helpen onverwachte beloningen. Wees dus creatief. Bedenk samen met de cliënt wat beloningen zijn en laat de cliënt die innen op bepaalde momenten tijdens het programma. Betrek hier ook de omgeving bij, bijvoorbeeld iets leuks kopen, een etentje, een cappucino met een appelpunt of naar een film gaan.

Organisatie van de behandelfase: in een groep of individueel?
Sommige elementen uit de behandelfase kunnen groepsgewijs worden aangeboden, andere worden individueel gegeven.

Zo zal het bespreken van de doelen voor de behandelfase, het kiezen van de activiteiten, individueel dienen te gebeuren. Het één-op-één-contact is nodig voor het proces van afwegen en keuzes maken voor de behandeling. Ook voor het evalueren van de voortgang van de behandeling is individueel contact nodig.

Educatie kan heel goed in een groep worden gegeven als het gaat om algemene pijnuitleg. Dit betreft onder meer uitleg van het verschil tussen acute en chronische pijn, het bespreken van langetermijngevolgen van vermijding of vermindering van dagelijkse activiteiten en het bespreken hoe gedachten en emoties pijn kunnen beïnvloeden (zie hoofdstuk 4). Inzicht krijgen in de eigen problematiek wordt gestimuleerd tijdens de bespreking van dergelijke thema's in een groep mensen met overeenkomstige problematiek. In de regel is de grootte van de groep hierbij vier tot acht personen. Bij minder dan vier personen is de groep zo klein dat het groepseffect verloren dreigt te gaan wanneer een van de deelnemers uitvalt. Bij meer dan acht personen wordt het lastig om voldoende aandacht en feedback te geven aan de afzonderlijke deelnemers. Groepsgewijze educatie, als onderdeel van een cognitief-gedragsgeoriënteerd behandelprogramma, wordt meestal georganiseerd volgens het principe van de 'gesloten groep'. Dat wil zeggen dat alle deelnemers gelijktijdig starten en eindigen; gedurende de loop van het programma vindt er geen instroom van nieuwe deelnemers plaats.

Wanneer er geen sprake is van opbouw in het educatieprogramma en het programma is samengesteld uit losstaande elementen (bijeen-

komsten), is de 'gesloten groep' niet nodig. Cliënten kunnen de onderdelen dan afzonderlijk volgen.

Behalve de educatie komt ook een aantal van de activiteiten en oefeningen in aanmerking om in een groep te laten plaatsvinden. Iedere
deelnemer werkt aan zijn eigen activiteiten, volgens zijn eigen opbouw. Het gemeenschappelijke doel is opbouw van het activiteitenniveau, waarbij het onderlinge contact hierover stimulerend, bekrachtigend, werkt. De meer ervaren cliënten (in de fase van opbouw)
kunnen als 'rolmodel' fungeren voor de nieuwe deelnemers en zo een
bijdrage leveren aan hun proces van het zich openstellen voor graded
activity.

Werken in groepen, zowel tijdens de educatie als tijdens de behandeling, heeft ook nadelen. Emoties en gedrag van individuele deelnemers, zoals weerstand tegen de aangeboden informatie, dominant
gedrag, een passieve houding, boosheid, frustratie en dergelijke,
kunnen invloed hebben op andere deelnemers en het gezamenlijke
leerproces verstoren. Hiermee dient de hulpverlener rekening te houden.
Deelnemers die veel aan het woord zijn, meteen hun mening geven,
sterk uiting geven aan hun emoties en anderen de gelegenheid ont-
nemen te reageren, kunnen op een positieve, neutrale wijze onder-
broken worden: 'Ineke, bedankt voor je inbreng. Een aantal zaken is al
heel duidelijk voor jezelf. Maar ik ben ook benieuwd hoe de andere
deelnemers hierover denken.' Of: 'Bedankt, je kunt even stoppen
Ineke, ik wil nu de anderen gelegenheid geven te reageren.' Wanneer
het gedrag aanhoudt en het groepsproces belemmert, kan de hulpverlener na afloop van de bijeenkomst de betrokken deelnemer even
apart nemen. De hulpverlener zal hem bevestigen in zijn kennis, zijn
bijdrage aan de groep, zijn emoties, maar hem er ook op wijzen dat
het principe van het gezamenlijk leren niet tot zijn recht komt als hij
steeds op deze wijze reageert. De hulpverlener – de begeleider van de
groep – maakt de deelnemer duidelijk dat hij een bijdrage kan leveren
aan het gezamenlijk leren door minder snel, minder heftig te reageren, dat hij zo de anderen de kans geeft optimaal mee te doen.
Vaak zijn dergelijke mensen vooral de eerste keren bij de educatie in
de groep heel heftig in hun weerstand, hun eigen meningen, hun
emoties. Neutrale, respectvolle correctie kan tot resultaat hebben dat
zij zich serieus genomen voelen, meer ontspannen deelnemen aan de
groepsbijeenkomst en een positieve bijdrage leveren aan het groeps-
leren in plaats van het te belemmeren.

Werkomgeving en samenwerkingsmogelijkheden

De basisattitude ten aanzien van gezondheidsproblemen en de rol van hulpverleners wordt ook weerspiegeld door de inrichting van de eigen praktijk of werkplek. Een behandelruimte die alleen bestaat uit een behandeltafel en misschien wat posters aan de muur met medische afbeeldingen, een behandelaar die een witte jas draagt (symbool voor de deskundige-leekrelatie) – dit soort non-verbale informatie werkt in op de verwachtingen van een cliënt, wekt mogelijk de suggestie van een somatische, passieve behandeling.

Komt de cliënt echter in een ruimte met bijvoorbeeld oefenapparatuur of ziet de cliënt mensen actief bezig, dan is de kans groter dat de cliënt aanneemt dat dit ook van hem verwacht wordt. Een aanpak volgens graded activity wordt dus zeker bevorderd door de inrichting en uitstraling van de praktijk of instelling.

Werkomgevingen kunnen per persoon nogal verschillen: werk je in een een- of meermanspraktijk, een gezondheidscentrum of een gespecialiseerd centrum? Voor de toepassing van graded activity maakt dat uiteraard nogal wat uit. Graded activity is een onderdeel van een cognitief-gedragsmatige behandeling. Een dergelijke behandeling wordt meestal uitgevoerd in een multidisciplinaire setting. Binnen deze setting werken diverse hulpverleners samen rondom één cliënt. De belangrijkste taak van de diverse hulpverleners is het uitdragen van een gelijkluidende boodschap, visie op gezondheid, naar de cliënt.

De aanpak volgens graded activity wordt echter meer en meer toegepast en gepromoot in een monodisciplinaire, op zichzelf staande vorm in de eerste lijn. Een belangrijke voorwaarde, die helaas vaak vergeten of onderschat wordt, is afstemming tussen verwijzer en behandelaar(s) (Werkman en van Wilgen 2007).

De opvattingen van de verwijzer – doorgestuurd voor pijnbehandeling, voor advies, voor graded activity? – zijn reeds bepalend voor de voorkennis en verwachtingen van de cliënt en zijn ook weer bepalend voor de manier van begeleiden als een cliënt weer terugkomt voor een controleconsult. Is de verwijzer biomedisch georiënteerd (pijngericht) of biopsychosociaal georiënteerd (activiteitengericht)?

> **Biomedisch georiënteerd (pijngericht)**
> V(erwijzer): 'U bent de afgelopen weken bij de fysiotherapeut geweest. Hoe gaat het nu met de pijn?'
> C(liënt): 'Die is er nog steeds. Ik heb met de fysiotherapeut vooral gewerkt aan mijn conditie. Ik kan nu weer meer.'

V: 'Maar heeft de fysiotherapeut dan niets gedaan aan de pijn?'
C: 'Nee, hij zei dat hij dat niet kon, want hij wist ook niet waar de pijn vandaan komt.'
V: 'Nou, daar snap ik niets van. Ik zal u eens doorsturen naar de ….'

Biopsychosociaal georiënteerd (activiteitengericht)
V: 'U bent de afgelopen weken bij de fysiotherapeut geweest. Hoe gaat het nu met de pijn?'
C: 'Die is er nog steeds. Ik heb met de fysiotherapeut vooral gewerkt aan mijn conditie. Ik kan nu weer meer.'
V: 'Dat is goed om te horen. U hebt dus vooruitgang geboekt? Proficiat, dat zal niet gemakkelijk zijn geweest.'
C: 'Ja, ik heb geleerd dat ik ondanks de pijn meer kan en mag doen.'
V: 'Dat is heel goed, en hoe gaat u ervoor zorgen dat dit zo blijft…'

Bij een meer pijngerichte verwijzer is de kans groot dat, alle inspanningen ten spijt, het uiteindelijke resultaat teniet wordt gedaan. De hoofdwens van een cliënt blijft pijnvermindering, ook al is een graded-activityprogramma succesvol afgerond. De suggestie dat dit toch nog mogelijk is zal voor de meeste cliënten reden zijn om daar toch weer naar te streven. De gedragsverandering is in het begin nog niet zo sterk verankerd dat de cliënt de verwijzer zal tegenspreken of uitspreken dat hijzelf denkt dat dit geen reële optie is.
Een op activiteiten gerichte verwijzer bevordert het behoud van de winst op langere termijn. Deze bekrachtigt ook de vooruitgang die geboekt is, bevestigt de keuzes van de cliënt extra en maakt afspraken voor een begeleiding op lange termijn.

Afstemming tussen verwijzer en behandelaar is een actief proces. Dit ontstaat niet vanzelf en zal ook niet op basis van de beroepsinhoudelijke richtlijnen ontstaan. Deze richtlijnen kunnen wel gebruikt worden voor overleg om de visies op elkaar af te stemmen. In richtlijnen voor huisartsen en fysiotherapeuten, ook in de multidisciplinaire richtlijn voor aspecifieke lagerugklachten van het CBO (2003), wordt op activiteiten gerichte benadering geadviseerd. Afstemming is niet direct landelijk realiseerbaar, dat dient lokaal plaats te vinden. Afstemming van visies begint met het benoemen van categorieën cliënten waarbij beide aangeven dat de biomedische benadering tekortschiet. De verwijzer zit vaak met cliënten van wie ze niet meer weten hoe te handelen en ook de behandelaars krijgen steeds vaker cliënten doorverwezen van wie zij denken 'wat moet ik nu'. Dit creëert een winwinsituatie, waarbij beide partijen gebaat zijn. In een uiteindelijke samenwerking kan de verwijzer reeds een flink stuk educatie voor zijn rekening nemen. Dit maakt het de behandelaar gemakkelijker om bij de verwijzer aan te sluiten waardoor hij sneller aan het uitvoeren van een behandeling toe kan komen. Dit heeft duidelijke voordelen, ook in het licht van de beperking van het aantal behandelsessies in de eerste lijn.

Ook met het oog op dit laatste is het goed om nog eens te benadrukken dat de cliënt actief moet zijn. Dit betekent niet dat de cliënt tweetot driemaal per week bij de behandelaar moet komen. De cliënt heeft zijn huiswerkschema en gaat daarmee aan de slag. De begeleiding kan dan over een langere periode, met grotere tussenperioden gespreid worden.

Investeren in samenwerking is de moeite waard. Een goed alternatief kunnen aanbieden voor een moeilijk behandelbare groep cliënten met chronische pijn schept nieuwe uitdagingen en draagt bij aan de kwaliteit van leven van zowel cliënt als behandelaar.

Relatie met andere behandelmethoden

Vanuit een biopsychosociale probleemanalyse kan blijken dat naast operante en cognitieve factoren stoornissen in functies mede een rol spelen in het onderhouden van de beperkingen in het dagelijkse functioneren. Toevoegen van oefeningen voor het verbeteren van functies van het bewegingssysteem aan een gedragsgeoriënteerd behandelprogramma is mogelijk. Een uitvoerige bespreking van het trainen van functies van het bewegingssysteem (zoals aeroob uithoudingsvermogen, coördinatie van bewegingen en handelingen, lokale spierkracht, lokale mobiliteit, enz.) valt buiten het bestek van dit boek. Toch menen wij hier wel enige aandacht aan te moeten besteden. Naast de doelstellingen van de cliënt op het niveau van activiteiten en participatie zal de hulpverlener doelstellingen voor het verbeteren van functies van het bewegingssysteem in het behandelplan opnemen. Het is belangrijk dat de hulpverlener aan de cliënt uitlegt waarom niet alleen activiteiten maar ook oefeningen in het behandelprogramma een plaats toekomt. Met deze uitleg sluit de hulpverlener aan bij de eigen verwachtingen van de cliënt wat betreft oefenen. De hulpverle-

ner kan oefeningen ter verbetering van functies zoals aeroob uithoudingsvermogen, lokale spierkracht, enzovoort toevoegen aan een gedragsmatig behandelprogramma. Deze oefeningen dienen aan de cli-
ent te worden uitgelegd als 'ter ondersteuning van het bereiken van uw
doelstellingen'. De oefeningen worden tijdcontingent uitgevoerd volgens de regels van de trainingsleer. Door voor de oefeningen eveneens
een tijdcontingente opbouw te kiezen, zijn de aanpak en de boodschap
eenduidig. Hetzelfde geldt voor eventueel passieve behandelingen
(mobilisatie- en/of manipulatietechnieken). Bespreek met de cliënt
vooraf het doel, bepaal hoe vaak je deze behandeling toepast (tijdcontingent) en geef aan dat het ondersteunend is. Vermijd specifieke
medisch-somatische diagnoses, geef oplossingsgerichte verklaringen
zoals: 'Uw rug is de laatste jaren erg vast komen te zitten, ik zal u de
eerste drie behandelingen een beetje helpen de zaak los te maken
maar het is wel heel belangrijk dat u dit in de toekomst zelf onderhoudt door oefeningen te doen.'
Ook ontspanningsoefeningen of sport en spel zijn uiteraard goed te
combineren. Het kan daarnaast zinvol zijn al tijdens de behandelfase
cliënten te laten denken over vervolgstappen zoals een wandelgroepje,
fitnessclub, zwemclub, stijldansen, cursus tai chi, enzovoort, afhankelijk van wat iemand leuk vindt.

Casus Ineke
'U wilt het lopen opbouwen naar twintig minuten. Naast de
afspraken die we gaan maken over de opbouw van het lopen is
het goed om een aantal oefeningen hier in de praktijk te doen.
Deze oefeningen leveren een bijdrage aan het bereiken van dat
doel. U hebt me verteld dat u het idee hebt dat u behalve pijn in
uw rug ook minder macht in uw benen hebt en sneller moe bent.
Bent u het met mij eens dat het goed is om oefeningen voor het
verbeteren van de spierkracht van de benen én voor het verbeteren van de conditie op te nemen in het behandelprogramma?'

Specifieke toepassing van graded activity: arbeidsre-integratie
Re-integratie is de begeleiding die erop gericht is de cliënt opnieuw
aan het arbeidsproces te laten deelnemen. Wanneer hervatting van
arbeid een van de doelstellingen is van de behandeling vraagt dat
specifieke kennis en vaardigheden van de hulpverlener. Zo zal de
hulpverlener inzicht moeten hebben in de arbeidsomstandigheden
van de cliënt, in de relevante regelgeving en de rol van de verschillende

'partners' in het re-integratietraject zoals de bedrijfsarts, de werkgever en de huisarts. Samenwerking en goede communicatie tussen de verschillende disciplines zijn voorwaarden voor succesvolle re-integratie en behoud van het resultaat op de lange termijn.

Graded activity wordt vaak toegepast door (bedrijfs)fysiotherapeuten als een van de elementen in een re-integratiebehandeling. Werkgerelateerde taken of handelingen worden tijdcontingent opgebouwd aan de hand van vooraf gestelde doelen. Dit kan zowel 'in vivo' (op de werkplek zelf) als in de praktijk (voorbereidend). Deze doelen worden vooraf besproken en bepaald door bedrijfsarts, (bedrijfs)fysiotherapeut en werkgever, samen met de cliënt.

Opbouw kan dus enerzijds aan de hand van specifieke (deel)handelingen die uit de taken van de cliënt volgen, zoals koffers optillen van een lopende band. Anderzijds kan opbouw ook plaatsvinden aan de hand van een aantal uren werken op een dag waarbij de verschillende activiteiten, taken, worden uitgevoerd. In de regel wordt bij de toepassing van graded activity een combinatie van beide toegepast: tijdcontingente opbouw van de fysieke belastbaarheid aan de hand van oefeningen en handelingen en opbouw van omvang van de werkbelasting op de werkplek zelf. Dit vraagt extra expertise en vaardigheden, die buiten het bestek van dit boek vallen (Vlaeyen 1997 en 2000).

De plaats van graded activity binnen de cognitief-gedragsmatige behandeling

Graded activity is uiteraard niet de enige behandelvorm in een cognitief-gedragsgeoriënteerde behandelaanpak. Cognitieve behandelelementen in het domein 'anders leren denken' zijn gericht op het veranderen van disfunctionele gedachten, gevoelens en verwachtingen in verband met controle over pijn en de gevolgen ervan. Voorbeelden hiervan zijn cognitieve therapie volgens Beck, 'problem solving' en rationeel-emotieve therapie (RET). Educatie is ook een interventie in het domein 'anders leren denken' en wordt veelal geïntegreerd met graded activity aangeboden.

In het domein 'anders voelen' worden verschillende vormen van ontspanningstherapie toegepast zoals 'applied relaxation' volgens Öst, ontspanningstherapie volgens Jacobsen, autogene training volgens Schulz, lichaamsgerichte therapie, bio-myofeedback, desensitisatietechnieken, enzovoort.

In het domein 'activiteitenniveau optimaliseren' wordt onder meer graded activity gebruikt voor de opbouw van het niveau van het dagelijkse functioneren van de cliënt. Van recente datum is binnen dit domein de behandelmethode graded exposure in vivo. Deze wordt specifiek ingezet bij mensen met chronische (lage rug)pijn én een hoge mate van bewegingsvrees. Doel van deze behandeling is, evenals bij graded activity, het verbeteren van het activiteitenniveau. De werkwijze is echter duidelijk verschillend. Met graded exposure wordt getracht de belemmerende vrees voor (hernieuwd) letsel, pijn en bewegen weg te nemen door middel van cognitieve uitdagingstechnieken en gedragsexperimenten. In deze experimenten wordt de cliënt, net als bij behandelingen voor andere fobieën, geleidelijk blootgesteld aan de specifieke vreesopwekkende stimuli. Op deze manier leert de cliënt uit eigen ervaring zijn irreële, catastroferende, verwachtingen ten aanzien van pijn en letsel bij te stellen. Deze behandeling is een vorm van cognitieve therapie en zal altijd in samenwerking met een psycholoog moeten worden uitgevoerd. In 2006 is een uitgebreid behandelprotocol over graded exposure in vivo verschenen (Leeuw et al. 2006a).

Evaluatie van het verloop van de behandeling

Optimaliseren van het niveau van functioneren is één van de doelstellingen van de behandelfase van graded activity. Evaluatie van de voortgang zal dan ook in dit kader moeten plaatsvinden. Voor deze evaluaties bestaan verschillende mogelijkheden.

Naast anamnese en lichamelijk onderzoek kunnen diverse vragenlijsten gebruikt worden om inzicht te krijgen in het probleem van de cliënt. Ook kunnen vragenlijsten ingezet worden om de voortgang en de effecten van de behandeling te evalueren. Vragenlijsten zijn altijd hulpmiddelen en kunnen niet gebruikt worden om een diagnose te stellen. De uitkomsten van een vragenlijst moeten altijd met de cliënt besproken worden. Welke vragenlijsten gebruikt kunnen worden is onder meer afhankelijk van de werkomgeving. In een multidisciplinaire setting kan een bredere set van vragenlijsten toegepast worden, omdat immers meerdere disciplines aanwezig zijn die ze kunnen gebruiken en interpreteren. Voor multidisciplinaire pijnrevalidatie is recent een landelijke 'core set' ontwikkeld (Engers et al. 2007) waarin naast een aantal prognostische variabelen vooral evaluatieve effectmaten zijn opgenomen (www.pijn-revalidatie.nl, www.revalidatiebij-pijn.nl).

Gebruik van vragenlijsten

Binnen een monodisciplinaire paramedische setting worden vragenlijsten niet veel gebruikt. Te grote tijdsinvestering en het ontbreken van normgegevens om de uitkomsten van vragenlijsten te beoordelen zijn daarvan de belangrijkste redenen.

In dit boek doen we daarom een beperkt aantal suggesties voor het gebruik van vragenlijsten. De genoemde vragenlijsten zijn kort, gemakkelijk uit te rekenen en de psychometrische kwaliteit is voldoende.

Om gedachten over pijn en gevolgen te inventariseren:
– Illness Beliefs Perception Questionnaire
   (website http://www.uib.no/ipq)
– Pijn Catastroferen Schaal

Om de ernst van pijnklachten te scoren:
– Numerieke 11-puntsschaal

Om hulpvraag en/of doelen voor behandeling:
– Patiënt Specifieke Klachtenlijst (PSK)

Om beperkingen in activiteiten te scoren bij gegeneraliseerde pijnproblematiek (meerdere locaties, verdeelt over diverse lichaamsregio's):
– Pain Disability Index

Om beperkingen in activiteiten te scoren bij specifieke diagnoses:
– Quebec Back Pain Disability Questionnaire (lagerugklachten)
– Neck Disability Index (nekklachten/Whiplash Associated Disorder WAD)
– Disability Arm Hand Shoulder (DASH) (arm-schouder-handklachten)
– Algofunctional Index (artrose onderste extremiteit)
– Fibromyalgie Impact Questionnaire (fibromyalgie)

Om de kwaliteit van leven te scoren:
– Rand 36 vragenlijst (www.rug.nl/nch/researchtools/tools/rand36)

De genoemde vragenlijsten zijn te downloaden via het Expertisecentrum Meetinstrumenten (www.ecmr.nl) of www.pijn.com.

Bijlage 1 Pijngevolgenmodel; invulformulier oorzaak, diagnose en behandeling

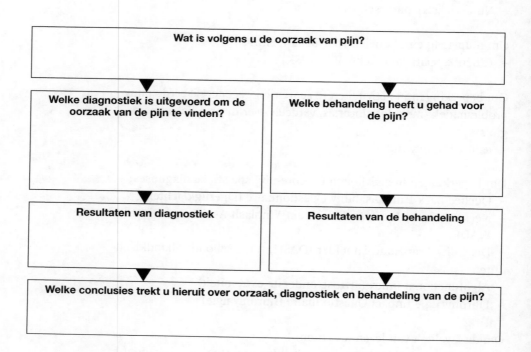

Bijlage 2 Pijngevolgenmodel; invulformulier gevolgen

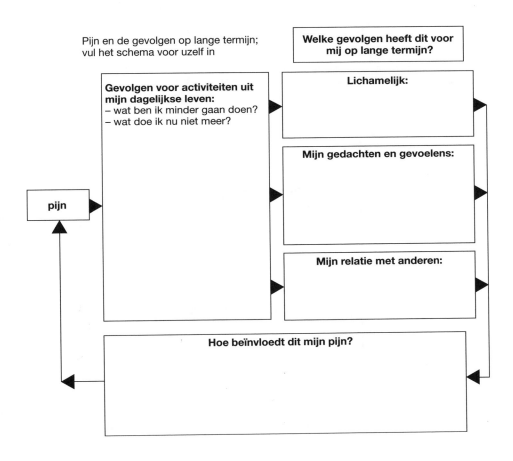

Bijlage 3 Formulier meting basisniveau

BEPALEN VAN HET BASISNIVEAU – OEFENINGEN

OEFENING:

DATUM	KILO'S	REEKSEN (max......)	HERHALINGEN (max......)	OPMERKINGEN

OEFENING:

DATUM	KILO'S	REEKSEN (max......)	HERHALINGEN (max......)	OPMERKINGEN

OEFENING:

DATUM	KILO'S	REEKSEN (max......)	HERHALINGEN (max......)	OPMERKINGEN

OEFENING:

DATUM	KILO'S	REEKSEN (max......)	HERHALINGEN (max......)	OPMERKINGEN

BEPALEN VAN HET BASISNIVEAU – ACTIVITEITEN

ACTIVITEIT:

DATUM	MINUTEN	AFSTAND	OPMERKINGEN

ACTIVITEIT:

DATUM	MINUTEN	AFSTAND	OPMERKINGEN

ACTIVITEIT:

DATUM	HOEVEEL	OPMERKINGEN

ACTIVITEIT:

DATUM	HOEVEEL	OPMERKINGEN

Bijlage 4 Formulier actieplan

actieplanformulier

De belangrijkste onderdelen van een actieplan zijn:

Wat ga ik precies doen?

Hoeveel ga ik daarvan doen?

Hoeveel dagen per week ga ik dat doen?

Wanneer ga ik dat doen, op welk tijdstip van de dag?

Bijvoorbeeld:
'Deze week ga ik buiten wandelen (wat), een halfuur (hoeveel), iedere doordeweekse dag (hoeveel dagen), na het avondeten (wanneer)'

actieplan voor week nr:

Deze week ga ik:

(wat)

(hoeveel)

(hoeveel dagen)

(wanneer)

Hoe zeker ben ik dat mij dat ook lukt? (geef jezelf een cijfer van 0 - 10)

Ik ben er   van overtuigd dat mij dat lukt.

Hoe gaat u uzelf belonen wanneer het is gelukt?

Zet een kruisje achter elke dag waarop u de opdracht hebt uitgevoerd.

	opmerkingen
maandag:	
dinsdag:	
woensdag:	
donderdag:	
vrijdag:	
zaterdag:	
zondag:	

Bijlage 5 Formulier opbouwschema

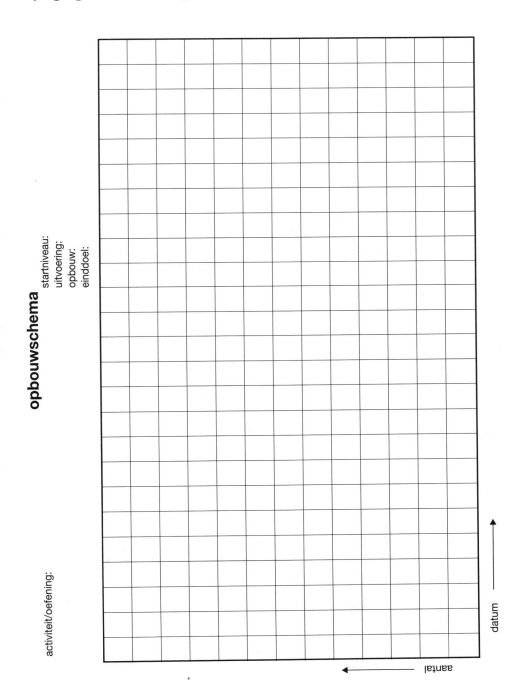

Literatuur

Albanese MC, Duerden EG, Rainville P, Duncan GH. Memory traces of pain in human cortex. J Neurosci 2007 Apr 25;27(17):4612-20.

Arntz A, Claassens L. The meaning of pain influences its experienced intensity. Pain 2004;109:20-25.

Balm MFK. Gezond bewegen kun je leren. Gedragsverandering door ergo-, fysio- en oefentherapeuten. Utrecht: Lemma, 2000.

Bekkering G, Hendriks H, Koes B, Oostendorp R, Ostelo R, Thomassen J, Tulder M van. Dutch physiotherapy guidelines for low back pain. Physiotherapy 2003; 89:82-96.

Block AR, Kremer EF, Gaylor M. Behavioral treatment of chronic pain: the spouse as a discriminative cue for pain behavior. Pain 1980 Oct;9(2):243-52.

Boos N, Rieder R, Schade V, Spratt KF, Semmer N, Aebi M. 1995 Volvo Award in clinical sciences. The diagnostic accuracy of magnetic resonance imaging, work perception, and psychosocial factors in identifying symptomatic disc hernia-tions. Spine 1995 Dec 15;20(24):2613-25.

Burken P van. De persoonlijkheid van de patiënt als factor in het herstel. Jaarboek fysiotherapie Kinesitherapie 2005. Houten: Bohn Stafleu van Loghum, 2005.

Coghill RC, Sang CN, Maisog JM, Iadarola MJ. Pain intensity processing within the human brain: a bilateral, distributed mechanism. J Neurophysiology 1999 Oct;82(4):1934-43.

Cohen MJ, Naliboff BD, McArthur DL. Implications of medical and biopsycho-social models for understanding and treating chronic pain. Crit Rev Phys Rehab Med 1989;3:135-60.

Cranenburgh B van. Pijn vanuit een neurowetenschappelijk perspectief. Maarssen: Elsevier gezondheidszorg, 2002.

Demyttenaere K, Bruffaerts R, Lee S, Posada-Villa J, Kovess V, Angermeyer M. et al. Mental disorders among persons with back or neck pain: Results from the world mental health surveys. Pain 2007;129:332-342.

Dersh J, Gatchel RJ, Mayer T, Polatin P, Temple OR. Prevalence of psychiatric disorders in patients with chronic disabling occupational spinal disorders. Spine 2006;31:1156-62.

DSM IV TR: Diagnostic and Statistical Manual of Mental Disorders. Washington: American Psychiatric Association (APA), 2000.

Dijkstra A. Het veranderingsfasenmodel als leidraad bij het motiveren tot en begeleiding van gedragsverandering bij patienten. Ned T Fysiother 2002;112: 3,62-68.

Dubner R. Pain in the new millennium. Pain 2000 Jan;84(1):VIII.

Engel GL. The clinical application of the biopsychosocial model. Am J Psychiatry 1980 May;137(5):535-44.

Engers A., Köke A., Torenbeek M. Nederlandse Dataset Pijnrevalidatie. Hoensbroek: Samenwerkende Ontwikkelcentra Pijnrevalidatie, 2007.

Faas A, Chavannes AW, Koes BW, Hoogen JMM van den, Mens JMA, Smeele LJM et al. NHG standaard lage rugpijn. 1996.

Flor H, Fydrich T, Turk D. Efficacy of multidisciplinary pain treatment centers: A meta-analytic review. Pain 1992;49:221-230.

Flor H, Knost B, Birbaumer N. The role of operant conditioning in chronic pain: an experimental investigation. Pain 2002 Jan;95(1-2):111-8.

Flor H, Turk DC, Rudy TE. The role of spouse reinforcement, perceived pain, and activity levels of chronic pain patients. J Psychosom Res 1987;31(2):251-9.

Flor H, Turk DC, Rudy TE. Relationship of pain impact and significant other reinforcement of pain behaviors: the mediating role of gender, marital status and marital satisfaction. Pain 1989 July;38(1):45-50.

Fordyce WE. Behaviour methods for chronic pain and illness. St. Louis, MO: Mosby, 1976.

Fordyce WE, Broekway JA, Bergman JA, Spengler D. Acute back pain: a control group comparison of behavioral versus traditional management methods. Journal of Behavioral Medicine 1986;9:127-140.

Gatchel RJ, Turk DC, editors. Psychological approach to pain management: a practitioners handbook. New York London: The Guilford Press, 2002.

George SZ, Fritz JM, Bialosky JE, Donald DA. The effect of a fear-avoidance-based physical therapy intervention for patients with acute low back pain: results of a randomized clinical trial. Spine 2003 Dec 1;28(23):2551-60.

Geraets JJ, Goossens ME, Brijn CP de, Groot IJ de, Köke AJ, Pelt RA, Heijden G van der, Dinant GJ, Heuvel WJ van den. Cost-effectiveness of a graded exercise therapy program for patients with chronic shoulder complaints. Int J Technol Assess Health Care 2006 Winter;22(1):76-83.

Goubert L, Crombez G, De Bourdeaudhuij I. Low back pain, disability and back pain myths in a community sample: prevalence and interrelationships. Eur J Pain 2004 Aug;8(4):385-94.

Guzmán J, Esmail R, Karjalainen K, Malmivaara A, Irvin E, Bombardier C. Multidisciplinary bio-psycho-social rehabilitation for chronic low-back pain. The Cochrane Database of Systematic Reviews 2002, Issue 1. Art. No.: CD000963. DOI: 10.1002/14651858.CD000963.

Geilen M, Leeuw M, Hodiamont-Joosten M. Graded activity volgens gedragsgeoriënteerde principes. Jaarboek fysiotherapie en kinesitherapie 2005. Houten: Bohn Stafleu van Loghum 2005.

Hermans P, Eelen P, Orlemans H. Inleiding tot de gedragstherapie. Houten: Bohn Stafleu van Loghum, 2007.

International Association for the Study of Pain (IASP), Subcommittee on Taxonomy, Classification of chronic pain, descriptions, descriptions of chronic pain syndromes and definitions of pain terms. Pain 1986;Supplement 3,1-22575.

Internationale Classificatie van het menselijk Functioneren. Bilthoven: WHO-FIC Collaborating Centre, RIVM.

Jaarsma T, Halfens R, Huijer Abu-Saad H, Dracup K, Gorgels T, Ree J van, Stappers J. Effects of education and support on self-care and resource utilization in patients with heart failure. Eur Heart J 1999 May;20(9):673-82.

Jensen MP, Nielson WR, Turner JA, Romano JM, Hill ML. Readiness to self-manage pain is associated with coping and with psychological and physical functioning among patients with chronic pain. Pain 2003 Aug;104(3):529-37.

Jensen MP, Nielson WR, Turner JA, Romano JM, Hill ML. Changes in readiness to self-manage pain are associated with improvement in multidisciplinary pain treatment and pain coping. Pain 2004 Sep;111(1-2):84-95.

Johansson K, Leino-Kilpi H, Salantera S, Lehtikunnas T, Ahonen P, Elomaa L, Salmela M. Need for change in patient education: a Finnish survey from the patient's perspective. Patient Educ Couns 2003 Nov;51(3):239-45.

Johansson K, Nuutila L, Virtanen H, Katajisto J, Salantera S. Preoperative education for orthopaedic patients: systematic review. J. Adv Nurs 2005 Apr;50(2): 212-23.

Jolliffe CD., Nicholas MK. Verbally reinforcing pain reports: an experimental test of the operant model of chronic pain. Pain 2004 Jan;107(1-2):167-75.

Kalauokalani D, Cherkin DC, Sherman KJ, Koepsell TD, Deyo RA. Lessons from a trial of acupuncture and massage for low back pain: patient expectations and treatment effects. Spine 2001 Jul 1;26(13): 1418-24.

Kaplan GM, Wurtele SK, Gillis D. Maximal effort during functional capacity evaluations: an examination of psychological factors. Arch Phys Med Rehabil 1996;77(2):161-164.

Karjalainen K, Malmivaara A, Tulder M van, Roine R, Jauhiainen M, Hurri H, Koes B. Multidisciplinary rehabilitation for fibromyalgia and musculoskeletal pain in working age adults. The Cochrane Database of Systematic Reviews 1999, Issue 3. Art. No.: CD001984. DOI: 10.1002/14651858.CD001984.

Karjalainen K, Malmivaara A, Tulder M van, Roine R, Jauhiainen M, Hurri H, Koes B. Biopsychosocial rehabilitation for upper limb repetitive strain injuries in working age adults. The Cochrane Database of Systematic Reviews 2000, Issue 3. Art. No.: CD002269. DOI: 10.1002/14651858.CD002269.

Karjalainen K, Malmivaara A, Tulder M van, Roine R, Jauhiainen M, Hurri H, Koes B. Multidisciplinary biopsychosocial rehabilitation for neck and shoulder pain among working age adults. The Cochrane Database of Systematic Reviews 2001, Issue 3. Art. No.: CD002194. DOI: 10.1002/14651858.CD002194.

Katon WJ, Walker EA. Medically unexplained symptoms in primary care. J Clin Psychiatry 1998;59 Suppl 20:15-21.

Keefe FJ, Blumenthal J, Baucom D, Affleck G, Waugh R, Caldwell DS, Beaupre P, Kashikar-Zuck S, Wright K, Egert J, Lefebvre J. Effects of spouse-assisted coping skills training and exercise training in patients with osteoarthritic knee pain: a randomized controlled study. Pain 2004 Aug;110(3):539-49.

Kendall, NAS, Linton, SJ, Main CJ. Guide to assessing psychosocial yellow-flags in acute low back pain: risk factors for long-term disability and work loss. Wellington (Nieuw-Zeeland), 1997.

Kerns RD, Habib S. A critical review of the pain readiness to change model. J Pain 2004 Sep;5(7):357-67.

Kerns RD, Rosenberg R. Predicting responses to self management treatments for chronic pain: application of the pain stages of change model. Pain, 1997;84:49-55.

Kerns RD, Rosenberg R, Jamison RN, Caudill MA, Haythornthwaite J. Readiness to adopt a self management approach to chronic pain. The pain stages of change questionnaire (PSOCQ) 1997 Pain, 72:227-234.

Kleef M van, Weber W, Winter F, Zuurmond W. Handboek pijnbestrijding. Leusden: De Tijdstroom, 2000.

Leeuw M, Vlaeyen JWS, Jong de JR, Goossens MEJB. Exposure in vivo bij chronische lage rugpijn/Werkboek/therapeutenboek. Nijmegen: Cure&Care 2006. Uitgeverij Boom.

Leeuw M, Goossens ME, Linton SJ, Crombez G, Boersma K, Vlaeyen JW. The fear-avoidance model of musculoskeletal pain: current state of scientific evidence. J Behav Med. 2007 Feb;30(1):77-94.

Leventhal H., Leventhal EA, Cameron L. Representations, procedures, and affect in illness self regulation: A perceptual-cognitive model. In: Baum A, Revenson TA, Singer JE, editors. Perceptions of health psychology. Mahwah, NJ: Lawrence Erlbaum 2001.

Lindstrom I, Ohlund C, Eek C, Wallin L, Peterson LE, Fordyce WE, Nachemson AL. The effect of graded activity on patients with subacute low back pain: a randomized prospective clinical study with an operant-conditioning behavioral approach. Phys Ther. 1992 Apr;72(4):279-90; discussion 291-3.

Linton SJ. A review of psychological risk factors in back and neck pain. Spine 2000;25:8-1156.

Linton S, Götestam KG. Controlling pain reports through operant conditioning: a laboratory demonstration. Percept Mot Skills 1985 Apr;60(2):427-37.

Linton S, Vlaeyen J, Ostelo R. The back pain beliefs of health care providers: are we fear-avoidant? J Occup Rehab 2002 Dec;12(4):223-32.

Lipowsky, ZJ. Somatization: the concept and its clinical application. American Journal of Psychiatry, 1988:145:1358-68.

Loeser JDA. Definitions on pain. Medicine, 1980;7:3-4.

Lousberg R, Groenman NH, Schmidt AJ, Gielen AA. Operant conditioning of the pain experience. Percept Mot Skills 1996 Dec;83(3 Pt 1):883-900.

Lousberg R, Schmidt AJ, Groenman NH. The relationship between spouse solicitousness and pain behavior: searching for more experimental evidence. Pain 1992 Oct;51(1):75-9.

Main C, Spanswick C. Pain Management: An Interdisciplinary Approach. Edinburgh: Churchill Livingstone, 2000.

Mannion AF, Junge A, Taimela S, Muntener M, Lorenzo K, Dvorak J. Active therapy for chronic low back pain: part 3. Factors influencing self-rated disability and its change following therapy. Spine, 2001 Apr 15;26(8): 920-9.

Maurischat C, Harter M, Kerns RD, Bengel J. Further support for the pain stages of change model: suggestions for improved measurement. Eur J Pain 2006 Jan; 10(1):41-9.

McCracken LM. Social context and acceptance of chronic pain: the role of solicitous and punishing responses, Pain 2005, 113, 155-159.

McCracken LM, Gross RT. Does anxiety affect coping with chronic pain? Clin J Pain 1993 Dec;9(4):253-9.

Melzack R. From the gate to the neuromatrix. Pain 1999 Aug;Suppl 6:S121-6.

Melzack R, Wall PD. Pain mechanisms: a new theory. Science 1965 Nov 19; 150(699):971-9.

Morley S, Eccleston C, Williams A. Systematic review and meta-analysis of randomized controlled trials of cognitive behaviour therapy and behaviour therapy for chronic pain in adults, excluding headache. Pain 1999;80:1-13.

Moseley GL. A pain neuromatrix approach to patients with chronic pain. Manual Therapy 2003, 8:130-140.

Ostelo RWJG, Stomp-van den Berg SGM, Vlaeyen JWS, Wolters PMJC, Vet de HCW. Health care provider's attitudes and beliefs towards chronic low back pain: the development of a questionnaire Man Ther 2003 vol 8(4):214-222.

Ostelo RW, Vet HC de, Berfelo MW, Kerckhoffs MR, Vlaeyen JW, Wolters PM, Brandt PA van den. Effectiveness of behavioral graded activity after first-time lumbar disc surgery: short term results of a randomized controlled trial. Eur Spine J. 2003 Dec;12(6):637-44.

Pool JJ, Ostelo RW, Köke AJ, Bouter LM, Vet HC de. Comparison of the effectiveness of a behavioural graded activity program and manual therapy in patients with sub-acute neck pain: Design of a randomized clinical trial. Man Ther. 2005 Dec 24.

Pincus T, Burton AK, Vogel S, Field AP. A systematic review of psychological factors as predictors of chronicity/disability in prospective cohorts of low back pain, Spine, 27 (2002) E109-20.

Picavet HS, Hoeymans N. Physical disability in The Netherlands: prevalence, risk groups and time trends. Public Health, 2002 Jul;116(4):231-7.

Prochaska JO, DiClemente CC. The transtheoretical approach: towards a systematic eclectic framework, Homewood, IL: Dow Jones Irwin 1984.

Rainville J, Carlson N, Polatin P, Gatchel RJ, Indahl A.Exploration of physicians' recommendations for activities in chronic low back pain. Spine. 2000 Sep 1; 25(17):2210-20.

Rey R. The History of Pain. Cambridge, Massachusetts, London: Harvard University Press 1995.

Riemsma RP, Kirwan JR, Taal E, Rasker JJ. Patient education for adults with rheumatoid arthritis (Cochrane Review). The Cochrane Library, Issue 2, 2004. Chichester, UK: John Wiley & Sons, Ltd.

Richtlijn Aspecifieke lagerugklachten Kwaliteitsinstituut voor de gezondheidszorg CBO. Utrecht: CBO, 2003. (ISN 90-76906-58-0)

Rollnick S, Maso P, Butler C. Health Behavior Change. A guide for practitioners. Edinburgh: Churchill Livingstone, 1999.

Romano JM, Turner JA, Jensen MP, Friedman LS, Bulcroft RA, Hops H, Wright SF. Chronic pain patient-spouse behavioral interactions predict patient disability. Pain 1995 Dec;63(3):353-60.

Staal JB, Hlobil H, Twisk JW, Smid T, Koke AJ, Mechelen W van.Graded activity for low back pain in occupational health care: a randomized, controlled trial. Ann Intern Med 2004; 140(2):77-84.

Schonstein E, Kenny D, Keating J, Koes B, Herbert RD. Physical conditioning programs for workers with back and neck pain: a cochrane systematic review. Spine, 2003 Oct 1;28(19):E391-5.

Smeets RJ, Vlaeyen JW, Kester AD, Knottnerus JA. Reduction of pain catastrophizing mediates the outcome of both physical and cognitive-behavioral treatment in chronic low back pain. Pain 2006a Apr;7(4):261-71.

Smeets RJ, Wade D, Hidding A, Leeuwen PJ van, Vlaeyen JW, Knottnerus JA. The association of physical deconditioning and chronic low back pain: a hypothesis-oriented systematic review. Disabil Rehabil 2006b Jun 15;28(11):673-93.

Smeets RJ, Wittink H, Hidding A, Knottnerus JA. Do patients with chronic low back pain have a lower level of aerobic fitness than healthy controls?: are pain,

disability, fear of injury, working status, or level of leisure time activity associated with the difference in aerobic fitness level? Spine 2006c Jan 1;31(1):90-7;
discussion 98.

Steenstra IA, Anema JR, Bongers PM, Vet HC de, Knol DL, Mechelen W van. The
effectiveness of graded activity for low back pain in occupational healthcare.
Occup Environ Med 2006 Nov;63(11):718-25.

Speckens, AEM, Spinhoven Ph, Rood YR van. Protocollaire behandeling van
patiënten met onverklaarde lichamelijke klachten: Cognitieve gedragstherapie.
In: Keijsers GPJ, Minnen A van, Hoogduin CAL, redactie. Protocollaire behandeling in de ambulante geestelijke gezondheidszorg 2. Houten Bohn Stafleu
van Loghum, 1999.

Turk D. Cognitive factors in chronic pain and disablity. In: Dobson K, Craig K.
Advances in cognitive behavioral therapy. Newbury Park, CA: Sage Publications,
1996.

Turk DC. A cognitive behavorial perspective on treatment of chronic pain patients
9. 138-158 In Turk DC, Gatchel RJ, editors. Psychological approaches to pain-
management. A practitioners handbook. New York: The Guilford Press, 2002a.

Turk DC, Okifuji A. Psychological factors in chronic pain: evolution and revolu-
tion. J Consult Clin psychol 2002b Jun;70(3):678-90.

Tulder MW van, Ostelo RWJG, Vlaeyen JWS, Linton SJ, Morley SJ, Assendelft WJJ.
Behavioural treatment for chronic low-back pain. The Cochrane Database of
Systematic Reviews 2000, Issue 2. Art. No.: CD002014. DOI: 10.1002/
14651858.CD002014.

Tulder MW van, Koes BW, Bouter LM. A cost-of-illness study of back pain in The
Netherlands. Pain 1995;62:223-40.

Veenhof C, Hasselt T van, Köke A, Dekker J, Bijlsma J. Active involvement and
long-term goals influence long-term adherence to behavioural graded activity in
patients with osteoarthritis: a qualitative study. Aust J Physiother. 2006a;52(4):
273-8.

Veenhof C, Köke AJ, Dekker J, Oostendorp RA, Bijlsma JW, Tulder MW van, Ende
CH van den. Effectiveness of behavioral graded activity in patients with osteoarthritis of the hip and/or knee: A randomized clinical trial. Arthritis Rheum.
2006b Nov 30;55(6):925-934.

Verbunt JA, Seelen HA, Vlaeyen JW, Heijden GJ van der, Heuts PH, Pons K,
Knottnerus JA. Disuse and deconditioning in chronic low back pain: concepts
and hypotheses on contributing mechanisms. Eur J Pain 2003;7(1):9-21.

Vlaeyen J, Heuts P. Gedragsgeoriënteerde behandelingsstrategieën bij rugpijn.
Houten: Bohn Stafleu van Loghum, 2000.

Vlaeyen JWS, Kole-Snijders AMJ, Eek H van. Chronische pijn en revalidatie:
praktijkreeks gedragstherapie. Houten: Bohn Stafleu van Loghum, 1997.

Vlaeyen JWS, Linton SJ. Fear-Avoidance and its consequences in chronic musculoskeletal pain: A state of the art. Pain 2000;85:317-332.

Vlaeyen JWS, Linton SJ. Are we fear avoidant? Pain 2006;124:240-241.

Werkman SL, Wilgen CP van. Ervaren samenwerking tussen huisartsen en fysiotherapeuten in de eerstelijnszorg bij patiënten met chronische pijn; een inventarisatie onder fysiotherapeuten. Ned Tijdschr Fysiother 2007;117(4):141-143.

Woolf CJ, Salter MW. Neuronal plasticity: increasing the gain in pain. Science 288;
2000: 1765-1769.

Wilgen CP van, Keizer D. Het sensitisatiemodel; een methode om een patiënt uit te leggen wat chronische pijn is. Nederlands Tijdschrift voor Geneeskunde 2004;18:2535-8.

Personalia

Drs. A.J.A. *Köke* is fysiotherapeut, bewegingswetenschapper en epidemioloog, werkzaam bij Stichting Revalidatie Limburg, Hoensbroek, Ontwikkelcentrum Pijnrevalidatie Hoensbroek, Pijnkenniscentrum Maastricht.

Dr. C.P. *van Wilgen* is fysiotherapeut, psycholoog en senior onderzoeker, werkzaam bij Pijnkenniscentrum, afdeling Anesthesiologie Universitair Medisch Centrum Groningen en Lectoraat Transparante Zorgverlening Hanzehogeschool Groningen.

Dr. A.J. *Engers* is psycholoog, fysiotherapeut en bewegingswetenschapper, werkzaam bij PsyQ Rijnmond als teamcoördinator Poli voor Somatiek en Psyche, en als re-integratiebegeleider en docent/trainer bij in:concreto en als projectleider bij Ontwikkelcentrum Pijnrevalidatie Rijndam Revalidatiecentrum.

M.J. *Geilen* is fysiotherapeut, werkzaam bij Stichting Revalidatie Limburg, Hoensbroek, Ontwikkelcentrum voor Pijnrevalidatie, Hoensbroek, en als docent aan de Hogeschool Zuyd, Faculteit Gezondheid en Techniek, in Heerlen.

Register